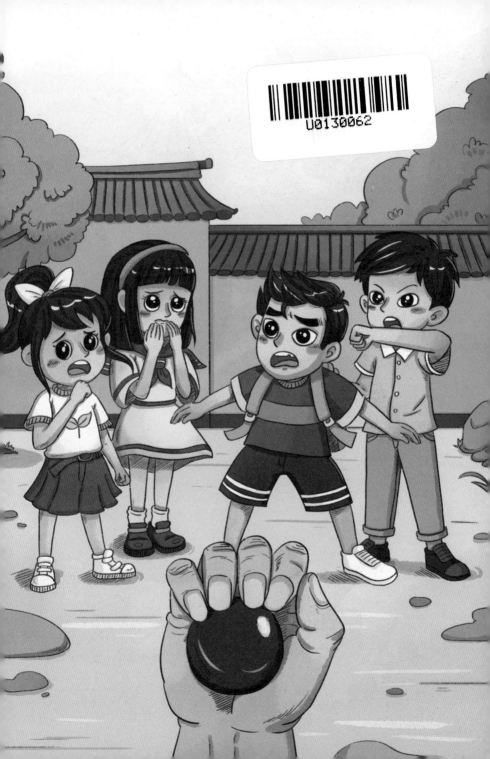

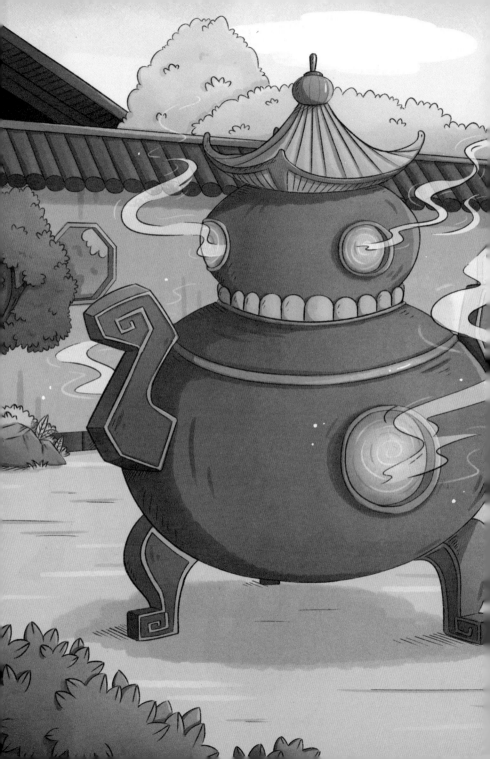

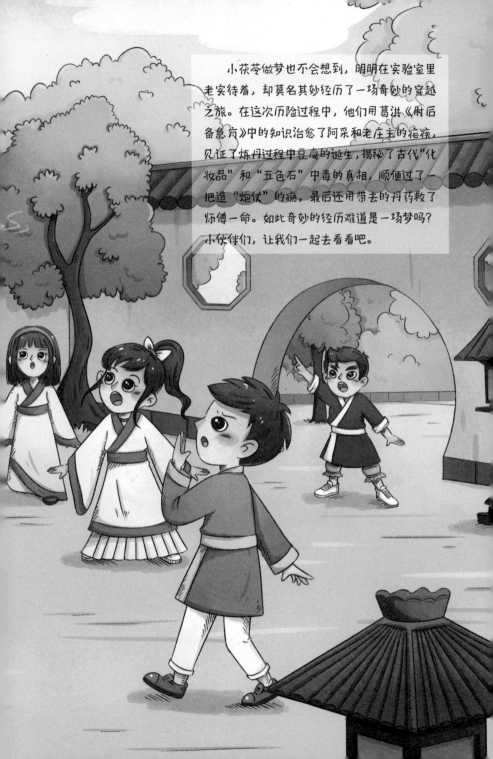

小茯苓做梦也不会想到，明明在实验室里老实待着，却莫名其妙经历了一场奇妙的穿越之旅。在这次历险过程中，他们用葛洪《肘后备急方》中的知识治愈了阿采和老庄主的疮疾，见证了炼丹过程中豆腐的诞生，揭秘了古代"化妆品"和"五色石"中毒的真相，顺便过了一把造"炮仗"的瘾，最后还用带去的丹药救了师傅一命。如此奇妙的经历难道是一场梦吗？小伙伴们，让我们一起去看看吧。

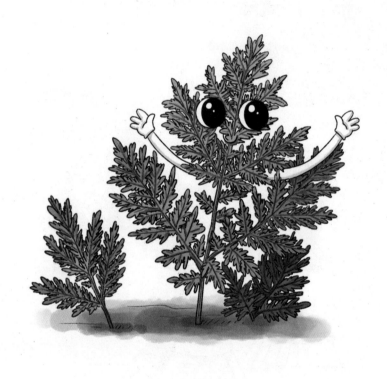

中医药世界探险故事
试毒童子

小茯苓

  爸爸是位中医大夫，给她起了个名字——小茯苓，希望她能像松树旁的茯苓一样充满灵气。小茯苓从小就与别人不一样，她的小脑袋里充满了各种稀奇古怪的想法，总是做着与众不同的事情。在小伙伴心目中，她是个标准的"女汉子"，路见不平，拔刀相助，但有点小粗心，也有些小急躁。

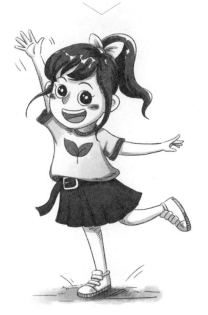

人物介绍

- 小茯苓
- 林夏夏
- 田小七
- 毛毛
- 灵儿
- 流云
- 司马英俊
- 唐笑笑

林夏夏

毛毛口中的"大小姐"，大家心中的乖乖女，胆子小，身体弱，刚开始探险时，总会出一些让人担忧的状况。这样一个文静胆小的女孩子，能跟随小伙伴们完成探险任务吗？

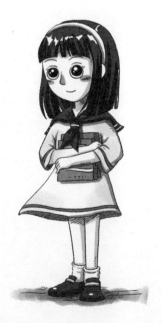

田小七

小莜苓心中的偶像，高高的帅小伙，爱帮助别人，幽默风趣，知识渊博。虽然看起来很自信，但害怕失败，不敢挑战新事物，只愿意做那些有把握的事情，小莜苓能改变他吗？

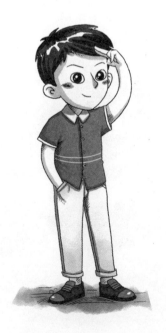

毛毛

小伙伴心目中标准的调皮孩子，自认为是个学渣，但好奇心强。在探险的过程中，他状况百出，却也领悟到知识的神奇魅力，面对强悍自己多倍的敌人，他能否化险为夷呢？

灵儿

一只充满灵气的小鼯鼠，大大的眼睛，小小的身躯，被白胡子爷爷养大并送到这个世界，它的身上到底背负了什么样的使命？

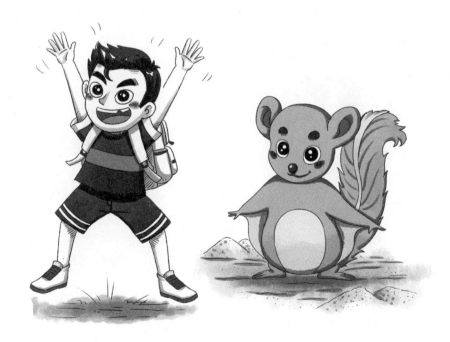

流云

　　唐家的炼丹师。鹤发童颜、仙风道骨的老者，束发带冠，翩翩长袍，面容慈祥，心地善良，性格耿直，痴恋仙丹。

司马英俊

　　唐家的炼丹师。中等身材、身体健壮的中年人，面容清秀、精神矍铄。爱好广泛，懂医术，会炼丹，爱捣鼓一些新奇的东西，只是炼丹过程中频频炸炉，捣鼓出来的"化妆品"和炼出来的丹药里含有毒性重金属。

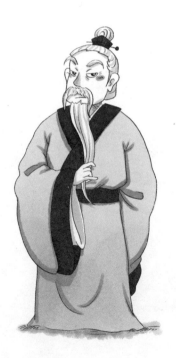

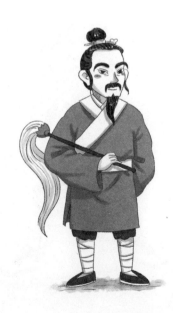

唐笑笑

　　漂亮的唐家七小姐。唯一的喜好就是搜集各种"化妆品"。无知者无畏，为了美，敢把各种"化妆品"用在自己身上，甚至中毒。

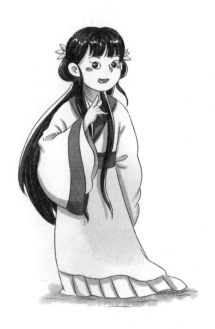

目录

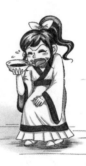

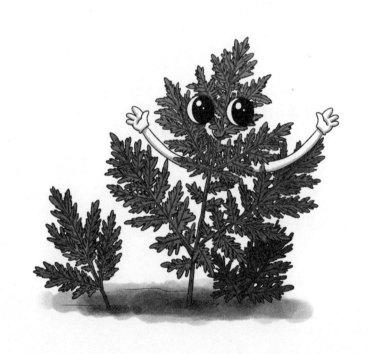

校园里的青蒿

　　小茯苓做梦也不会想到，明明在实验室里老实待着，却莫名其妙地经历了一场神奇的穿越之旅。

　　故事还得从小玉姐姐的实验室说起。最近省里正在开展"名老中医带徒"活动，小茯苓爸爸正好对接了省中医药大学一名叫李小玉的研究生。

　　好事的毛毛听说高校实验室里有小白鼠，软磨硬泡要去看一看，还想顺便带两只回家当宠物养。

　　小玉姐姐告诉他们，周末正好有批小白鼠要被"取材"了，同意他们去旁观。

　　等他们匆匆忙忙、气喘吁吁地在约定时间前赶到大学门口时，窈窕的小玉姐姐早已等待多时。

　　刚跨进校门，孩子们的目光就被校园里美丽的景象吸引了，原本以为大学校园都是千篇一律的单调和肃穆，现在反倒

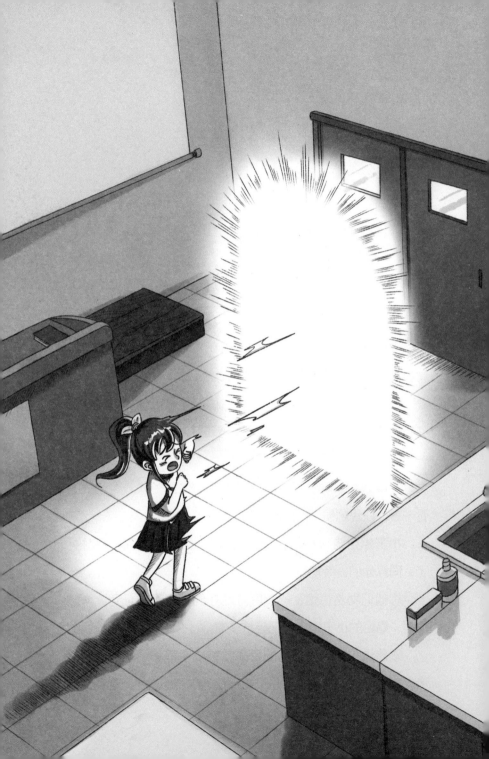

像走进了一个花团锦簇的大花园。

校园里生长着各种高低错落的植物，有高大的银杏、水杉、木兰、枫香，还有一片叫不上名字的低矮草本。

"小玉姐姐，你们学校好漂亮啊。"林夏夏不禁惊叹。

小玉点点头，骄傲地回答："我们学校的绿化非常有特点，绿化用的植物全是药用植物。"

"让我看看有没有认识的！"一听到自己熟悉的中草药，小茯苓的好奇心被提了起来。

"牡丹、芍药、麦冬、石竹、百合……"小茯苓边走边一一叫出了路边的植物名。

"咦，这里还种了一片茴香？"毛毛惊奇的叫声吸引了大家的注意。

小玉走近那片绿油油的植物一看，差点笑喷了，她忍住笑纠正说："这不是茴香，是青蒿！"

林夏夏虽然也不认识青蒿，但不妨碍她逮住机会嘲笑毛毛，笑着说："哈哈，毛毛同学四体不勤、五谷不分。"

这下丢人了，毛毛尴尬得恨不得找个地缝钻进去，为了找回面子，只得没话找话地嘟囔："哼，这青蒿长得跟茴香似的，不知道涮火锅是啥滋味？"说着便弯腰要拔几株。

"别动！别动！"小玉慌忙拦住他说："这是试验田，田里种的植物非常珍贵，可不是用来吃的！"

大家抬头一看，果然发现田地中央竖着一块大大的牌子，牌子上用红笔写着几个醒目的大字："实验用植物，未经允许请勿动"，后面还紧跟着三个大大的叹号。

"这就是屠呦呦获诺贝尔奖的青蒿？"田小七好奇地问道。

小玉吃惊地望向他："你居然知道屠呦呦和诺贝尔奖！"

"屠呦呦发明了治疗疟疾的青蒿素，她也是世界上第一位获得诺贝尔生理学或医学奖的中国人。"毛毛为了弥补自己不认识青蒿的尴尬，抢着回答。

"你怎么知道？"这下轮到林夏夏傻眼了。

"切！新闻里天天播放，看来你是一点也不关心国家大事！"毛毛骄傲得像一只公鸡，难得记住了一星半点的新闻就把自己标榜成关心国家大事的人。

小玉虽然也不关心国家大事，但不妨碍她说出跟新闻里一样的话："青蒿素是中医药送给世界的一份礼物，也是咱们中药人的骄傲，它的背后还有一个美丽的中药故事呢。"

"什么故事？"

"我要听故事。"

孩子们可不想错过听故事的机会。

青蒿素与疟疾

在李小玉娓娓道来的故事中，孩子们了解到 20 世纪 60 年代，疟疾是全世界最严重的传染性疾病之一。为了抗击疟疾，拯救百姓于水火，国家大力推动科技发展，研究治疗疟疾的新药。

屠呦呦所在的单位响应国家号召，开展了 523 个治疗疟疾的新药研发项目。作为中医药研究组的组长，屠呦呦带领团队调查了 2000 多种中草药制剂，选择其中 640 种可能治疗疟疾的药方，经历 190 次失败，终于从青蒿中提取出一种可有效对抗疟疾的青蒿素提取物，挽救了全世界数百万人的生命，她也因此荣获 2015 年诺贝尔生理学或医学奖。

"原来她获诺贝尔奖的背后还有这样的故事！"

"中医药真了不起！"毛毛和林夏夏自豪地总结道。

"难怪都说中医药是个伟大的宝库！"小茯苓也不禁感

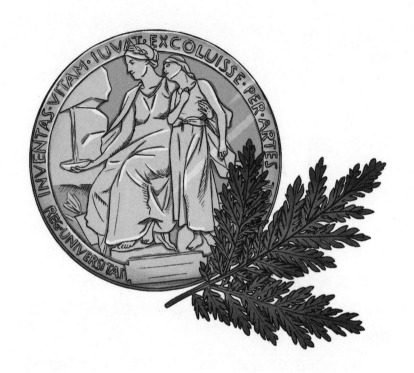

叹道。

　　小玉点点头："你们知道屠呦呦在诺贝尔奖典礼上除了感谢中医药还感谢了谁吗？"

　　"她的团队？"

　　"她的家人？"

　　"别闹！"

　　"我没闹，你没看电视上那些明星获奖时都感谢了家人的支持吗？"

小玉见大家猜得越来越离谱，只好赶快公布答案："是葛洪。"

"葛洪？"

"葛爷爷？"

"屠呦呦跟葛洪有什么关系，难道他们见过面？"

"你胡说什么，葛洪爷爷是东汉人，屠呦呦可是现代人。"

听到熟悉的葛洪爷爷，孩子们叽叽喳喳，兴奋不已。

小玉看大家在胡扯的道路上越说越远，赶忙说："葛洪有本书叫《肘后备急方》……"

没等小玉说完，几人使劲点头说："这个我们知道。"

"这本书中有关于青蒿治疟疾的记载：青蒿一握，以水二升渍，绞取汁，尽服之。"

"这跟诺贝尔奖有什么关系？"小茯苓想不明白两者之间的关系。

"关系可大了，屠呦呦之所以能成功全是受这句话的启发。"

孩子们来了兴致：几句平常的话就能获诺贝尔奖，那这奖岂不是太容易得了？他们哪里知道，科学的本质虽然朴素，但能参透其中奥妙的人却少之又少。

果然，小玉摇摇头说："哪有随随便便成功的，在这之前屠呦呦带领团队已经失败了190次，这次之所以成功是因为注意到'绞取汁'三个字。"

　　孩子们面面相觑，不明所以道："这三个字有什么秘密？"

　　小玉慢条斯理地继续启发大家："'绞汁'是不是直接把青蒿里的汁液挤出来？"

　　"对！""是的！"孩子们异口同声回答。

　　"挤出来是不是不用加热？"小玉继续循循善诱。

　　看到孩子们猛点头，小玉继续揭秘："但屠呦呦失败的190次实验中都用了加热的方法，说明了什么？"

　　"说明提取青蒿素不能加热？"小茯苓最先反应过来，获得了抢答第一名。

　　小玉赞赏地点点头，"没错，当看到'绞取汁'三个字时，屠呦呦突然意识到加热可能会破坏青蒿中治疟疾的有效成分，于是她转变思路，在第191次实验时改用低沸点的乙醚进行提取。"

　　"乙醚？"孩子们还是第一次听到这个名词。

　　小玉点点头，继续解释："乙醚是一种有机溶剂，沸点只有34.6℃……"

　　"沸点是什么？"小茯苓好奇地问道。

　　"沸点就是溶液沸腾时的温度，比如水常态下的沸点是100℃，当温度达到100℃时，水就沸腾了。"田小七物理学得不错，帮小茯苓解了惑。

"那当温度达到 34.6℃时，乙醚也会沸腾？"林夏夏反问道。

"没错，34.6℃就是乙醚的'极限'了。"田小七回答。

"为什么要选择低沸点的乙醚呢？"林夏夏仍不明所以。

"因为乙醚沸点低啊。后来的事实证明，青蒿中治疗疟疾的青蒿素在 60℃以上的温度时会分解，所以用低沸点的乙醚做溶剂时，可以不破坏青蒿素的结构。"

"这就成功了？"毛毛仿佛不相信，这也太简单了。

小玉笑着摇摇头说："这是最关键的一步，但还算不得成功。"

"什么时候才成功呢？"最沉不住气的还是毛毛。

"用乙醚从青蒿中提取出来的是一种混合提取物，这种提取物后来被证实能 100% 毒杀疟原虫。屠呦呦就把这些提取物进一步分离纯化，终于在 1972 年 11 月 8 日获得抗疟原虫的单体——青蒿素。后面的事情大家应该都知道，屠呦呦因为发现青蒿素获得了 2015 年诺贝尔生理学或医学奖。"

原来是这么回事，孩子们心里五味杂陈：几千年前葛洪爷爷就已经找到了治疗疟疾的方法，可是却没有引起后人的关注，直到有心人屠呦呦出现才使得这个答案重放光彩，看来中医药这座伟大宝库还有很多宝贝等待有心人挖掘。

"小玉姐姐，疟疾是一种什么病？"林夏夏从来没听说过这种病，甚是好奇。

"疟疾俗称'打摆子'，是一种由疟原虫寄生人体、蚊虫叮咬传播的急性传染病。"这个问题难不倒小茯苓，邱爸爸曾给她科普过历史上的传染病。

"打摆子？钟表才有打摆子吧？"毛毛脑洞大开。

"跟钟摆有什么关系，你又胡乱联想！"林夏夏驳斥道。

"跟钟表还真有关系，据说得了这种病的人会感到忽冷忽热，冷的时候寒战不止，热的时候大汗淋漓，冷热间隔时间一般比较准确，就像老式钟表的钟摆一样，所以叫打摆子。"小茯苓这次与毛毛想法一致。

毛毛很得意，嘚瑟地朝林夏夏做了个鬼脸。

"疟疾会死人吗？"林夏夏没理睬毛毛的挑衅，继续追问。

小玉点点头说："历史上疟疾是一种非常可怕的疾病。医书中曾记载'建安二十二年，疠气流行，家家有僵尸之痛，室室有号泣之哀。或阖门而殪，或覆族而丧'，这个让家家户户死人的疾病就是疟疾。"

"那现在不会死人了吧？"毛毛有点儿后怕。

"疟疾在这个时代虽然算不上什么大病，但仍是危害人类健康的杀手之一，全世界约有一半的人面临患疟疾的风险。

孩子们吃惊地瞪大了眼睛，多亏屠呦呦发现了青蒿素，

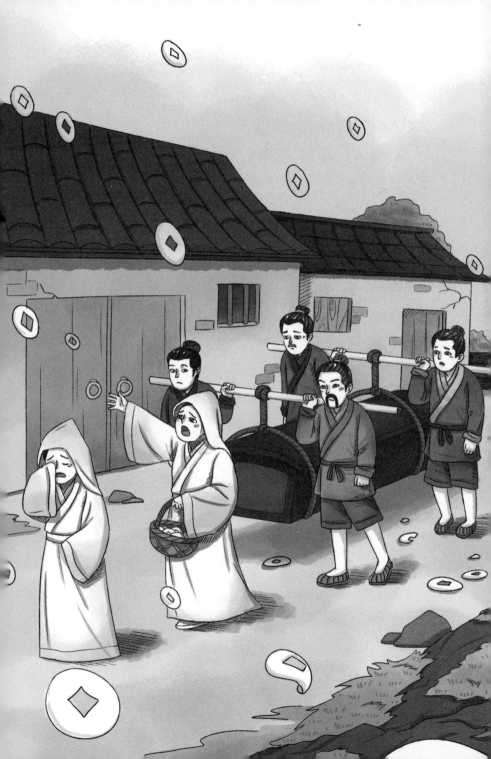

否则人类仍处于疟疾的威胁中。

　　"更令人心痛的是，随着疟原虫的进化，它们开始对青蒿素产生耐药性，所以研究新药的任务就落到我们这代人的肩上了。"

　　小玉的话让大家对大学生活充满向往，心里发誓一定要好好学习。

　　"好了，快去看小白鼠吧！"话音刚落，小玉一手拉着小茯苓，一手拉着林夏夏，快步向前走去。

红升丹与白降丹

等他们兴奋地赶到实验室时，几个鼠笼刚被搬到实验台上，实验就要开始了。

每个笼子里都养了七八只小白鼠，那些小白鼠身上长满白毛，活像一个个白雪球，"白雪球"的两只小耳朵高高竖起，圆圆的小眼睛滴溜溜地转动，不时瞅瞅大家，然后低头去吃笼子里的"鼠粮"，小小的嘴巴一直在咀嚼。

"快看，它们的眼睛是红色的！"

"它在朝我打招呼呢！"

"它的牙齿好锋利，会不会咬人？"

见到心心念念的小白鼠，孩子们兴奋不已。

连一向胆小的林夏夏也想伸出手去摸摸它们，全然忘了害怕。

然而，欢快的时间总是短暂的，等他们看到"全副武装"

的小玉姐姐和哥哥们时，才明白所谓的"取材"原来是要解剖它们！

哥哥姐姐们穿着"白大褂"，戴着口罩和手套，有的在摆弄手术器械，有的在整理实验记录本，还有的在搬运鼠笼。大家分工明确，有人负责解剖，有人负责取材，还有人负责处理尸体，显然早已配合默契。

一位高个子哥哥打开鼠笼，迅速揪住了一只小白鼠的尾巴，然后像老鹰捉小鸡一般把它从鼠笼里拎了出来，可怜的小白鼠在高个子哥哥的手里转了几圈，早已晕头转向、浑身发软，哪里还知道反抗，就这样稀里糊涂地被五花大绑到解剖台上。

高个子哥哥动作娴熟，整个过程如行云流水般一气呵成，看得小茯苓眼花缭乱。等她刚缓过神来，就听到"呀"的一声惊叫，只见林夏夏正手捂嘴巴、眼神惊恐地盯着眼前的一个鼠笼。

"怎么了？"毛毛伸长脖子凑过去看热闹，哪知刚看了两眼就惊呼出声，仿佛被吓了一跳。

小茯苓和田小七急忙凑上去看，发现笼子里的小鼠非常奇怪，一只只无精打采、郁郁寡欢，还有几只正痛苦地抓着脑袋，奇怪的是每只小鼠的背部到后腿部位都裹着几层厚厚的纱布。

"这怎么成了背锅侠？"毛毛文不对题地用了一个成语。

"扑哧……"一位姐姐被毛毛的话逗乐了，很专业地纠正他说："那不是背锅侠，是得了皮肤癌！"

"癌？"毛毛吓了一跳，不由自主地后退了一大步，伸出去的脑袋也立马缩了回来。

"它们是实验组小鼠，生病是为了验证丹药的作用。"小玉见怪不怪地回答。

"它们怎么会得肿瘤，会疼吗？"善良的林夏夏满眼怜悯。

"肯定疼啊"，一位戴金丝眼镜的哥哥举起一个小瓷瓶说："不疼怎么证明我们丹药的效果！"

"里面装了什么仙丹？"毛毛眼馋又好奇地盯着瓷瓶。

"眼镜哥哥"白了他一眼，说："仙丹？你怎么不上天呢！"

"你以为自己是嫦娥，还想奔月？"林夏夏不放过打击毛毛的机会。

"你们这些孩子啊，受影视剧影响太深了，连丹药是什么都不知道。"

"丹药不就是炼丹炉里炼出来的药丸，吃了能……延年益寿。"毛毛的认知还停留在《西游记》中太上老君炼丹的水平。

　　"眼镜哥哥"哭笑不得，"历史上最早炼丹的人确实是为了追求长生不老，可在这过程中收获了很多意想不到的成果，比如这白降丹。"

　　"眼镜哥哥"边说边小心翼翼地把瓷瓶里的丹药倒在一张光滑的白纸上，孩子们屏住呼吸凑上去看，那神秘兮兮的丹药居然是雪花一样美丽的白色结晶体！

　　"咦，这就是丹药？"毛毛瞪大了眼睛。

　　"居然不是黑乎乎的药丸！"连小茯苓都觉得这不应该是丹药的样子。

　　"谁告诉你们丹药一定是傻大黑粗的药丸？""眼镜哥哥"又气又笑地说："很多丹药，比如大小活络丹、至宝丹、神犀丹、回春丹等，都是因体积小或用量少才被称为丹的。"

　　毛毛不吭声了，在他的认知里，丹就是在类似八卦炉里炼出来的圆形小药丸，他哪里知道丹药还有这么多形状。

　　"丹药可不只是用来吃的，还可以外用。俗语'红升白降，外科家当'就是最好的证明。"小玉补充道。

　　"红升白降是什么意思？"小茯苓仰起头，一脸好奇地问。

　　"红升指的是红升丹，白降指的是白降丹，两者合称升降丹或红白二丹，是中医外科的两大治愈神器。"

　　"红白二丹的外用范围非常广泛，从痈疽疔疮到水火烫伤，尤其是对于伤口溃烂总不愈合者效果最好。"

"就像这种皮肤癌病灶……"随着最后一块纱布揭开，一只小白鼠背部的皮肤呈现在大家眼前。

"呀！"林夏夏恶心地叫了出来，原来那只小白鼠背部突起了一个大包，包上还生有疙疙瘩瘩的小包，活像癞蛤蟆身上的皮肤，看起来甚是恐怖。

"怎么会这样？"这种"惨烈"的场景连毛毛都不忍直视。

"每天向它身体里注射一种药物，半个月就长成这样了。""眼镜哥哥"解释道。

"故意的？太残忍了吧。"毛毛惊讶地跳了起来，"这岂不是'草菅人命'？"说完仿佛觉得不对，立马更正道："草菅鼠命！"

"没办法，要想验证药物对肿瘤的治疗作用，只能先在动物身上试药，总不能直接在人身上试吧。""眼镜哥哥"两手一摊，一脸无奈。

"虽然它是老鼠，可也是一条鲜活的生命啊。"林夏夏虽然认同这个道理，但仍然难以接受这个现实。

"小白鼠与人的基因相似，是一种非常理想的实验动物，从这个角度考虑，为人类试药就变成了它们的宿命。"

"有点儿残忍啊！"林夏夏声音虽小，但传到了大家的耳朵里。

"除了小白鼠外，有时为了实验需求甚至还会用蟾蜍、豚鼠、狗和猴子进行实验。"另一位哥哥的话让大家感到很惊奇，没想到猴子这种高级动物都被用来实验。

"实验动物太可怜了，从出生就注定了死亡的命运。"小茯苓感慨道。

"正是因为它们的牺牲，才推动了医学的发展。"小玉轻轻叹了一口气。

"你们不知道吧，关键时刻甚至用人来试药。""眼镜哥哥"语出惊人。

"用人？"四位小朋友震惊不已，都瞪圆了眼睛。

"是啊，青蒿素被发现后为了验证有没有毒，需要用人来试，你们猜谁去试的？"

"谁？"

"屠呦呦！"

"真的假的，怎么像编故事似的。"毛毛有点怀疑了。

"这样的例子还有不少，比如我们熟知的'糖丸爷爷'顾方舟，造出脊髓灰质炎疫苗后，为了验证它的安全性，冒着瘫痪的危险以身试药。"

"顾爷爷这种牺牲精神太让人感动了。"

"如果你们听了后边的故事就知道他不只是感动而是伟

大了。"

"后来怎么了？"

"因为脊髓灰质炎疫苗是给儿童用的，必须要先找一些儿童试药，问题是谁愿意把自家孩子献出来呢？"

小茯苓和伙伴们面面相觑，要知道孩子是父母的心头肉，父母都舍不得让自家孩子当"小白鼠"。

"顾方舟也想到了这些，他瞒着妻子让自己刚满月的儿子试了药！"

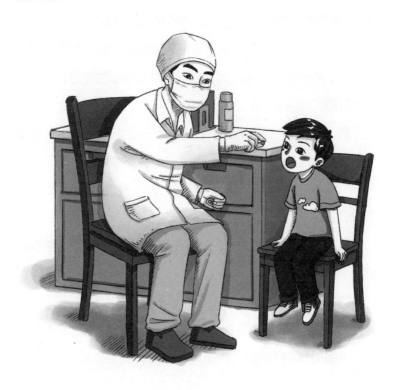

孩子们难以置信地瞪大了眼睛，并说："顾爷爷可真伟大。"

"吱吱，吱吱……"或许是太疼痛了，一只小白鼠叫了起来。

"咱们快给小白鼠治病吧！"善良的林夏夏催促大家。

"好，听小美女的。"话音刚落，"眼镜哥哥"手持锋利的手术刀，在小白鼠背部鼓起的包上轻轻划开了一个长约 0.5 厘米的开口。

"这是要干什么？"毛毛小声问身边的小玉。

"这叫划点法，是用利刃轻轻划破身体表皮，然后在刀口处涂适量的白降丹，通过局部化学腐蚀和持续性物理刺激达到治疗目的。"

两人说话间"眼镜哥哥"已经把一点点白降丹粉末塞进了小白鼠背后的伤口中。

"这么一点就行吗？"小茯苓难以置信，这也太简单了吧。

"这一点就很厉害，要知道白降丹可是被称为'夺命丹药'，腐蚀性非常强。"

"有腐蚀性还敢用？"田小七皱着眉头提出异议。

"用它的腐蚀性去除那些已死的坏肉。"

"这丹药可真神奇，快告诉我炼法，我也去试试。"毛毛眼馋得跃跃欲试。

"白降丹可不是你能炼制的！"

"我为什么就不能炼？"自以为是的毛毛非常不服气。

"这白降丹的丹料里有朱砂、雄黄和水银。"

"这怎么了？"毛毛一脸茫然，没明白其中的厉害。

田小七却听得心惊胆寒，并解释道："朱砂的主要成分是硫化汞，硫化汞在高温下氧化生成汞和二氧化硫，汞就是人们常说的水银，有剧毒。雄黄也是一种矿物，含有砷元素，加热时容易被氧化成砒霜，砒霜就是《水浒传》中潘金莲用来毒杀武大郎的毒药，结果大郎七窍流血，尸骨全黑，可见它的毒性有多大了。"

"全是毒啊！"毛毛吐吐舌头，立马放弃了以身试毒的打算。

"我有一个问题，这么多毒药组合在一起，毒性岂不是更大，怎么敢给人用呢？"爱思考的小茯苓有了新的疑问。

"以毒攻毒呗！""眼镜哥哥"脱口而出。

"骗人，又不是武侠小说。"毛毛对以毒攻毒的解释嗤之以鼻。

没想到小玉姐姐却说："确实可以用以毒攻毒来解释，比如红丹中的汞离子与细菌酶巯基相结合可使酶失去活性，导致细菌死亡，进而发挥杀菌作用；再如白丹中的汞离子与坏死组织蛋白结合可生成蛋白盐，从而发挥祛腐作用。"

"用有毒的成分杀菌和祛除腐肉，这确实是以毒攻毒！"小茯苓心服口服。

"姑娘们！我一会儿要剖开小白鼠的肚子，取出它的肝脏，称重、切片后做病理实验。你们可不要害怕啊！"那位负责取材的哥哥尤其提醒小茯苓和林夏夏。

想到那血腥的场面，小茯苓和林夏夏吓得赶紧闭上了眼睛。

这是哪里

小茯苓被一阵叽叽喳喳的声音吵醒，睁开眼睛就看到了几张陌生的脸正在围观自己。

她惊得魂飞魄散，一骨碌爬起来，然后惊恐地发现自己正身处一个巨大的铁笼子里！笼子四角有四个轮子，正被两匹马拉着，缓缓行驶在丛林间一条坑坑洼洼的小路上。

她拍着脑袋仔细回想，终于想起自己和林夏夏因为害怕解剖室内血腥的画面而紧紧闭上了眼睛，之后发生了什么，一点印象也没有。

再看笼子里，横七竖八歪着几个孩童，有男孩也有女孩。

那些孩子有的穿麻衣，有的穿粗布衣，还有的穿锦缎丝绸，显然出身于不同家庭。

刚才围观小茯苓的孩子发现她醒来了，吓得四散跳开，此刻正吃惊地盯着她，因为他们从来没见过小茯苓的装扮。

迎着一道道好奇的目光，小茯苓一时有点慌乱，等她看到躺在身边的毛毛时才终于松了一口气，看来他们俩一起穿越来了，好歹有个伙伴。

毛毛这家伙睡得可真香，此时正有节奏地打着呼噜，小茯苓毫不客气地使劲摇晃他。

毛毛悠悠转醒，一睁眼就对视上了小茯苓惊慌的眼睛，待他看清周围的情形，猛地跳了起来，揉揉惺忪的睡眼，结结巴巴地问道："啥情况？"

"难道是做梦！"小茯苓也不自信了，使劲掐了一把大腿，"咦，居然不疼！"

没等她开始高兴，就见毛毛杀猪般怪叫着蹦了起来，一副要跟她拼命的架势，原来慌乱之中，她错掐成了毛毛的腿。

"原来不是梦啊！"小茯苓欲哭无泪。

"这是哪里？"毛毛瞪大眼睛，问身边的一位男孩。

男孩一脸胆怯，害怕地摇摇头，不仅一声不吭，还胆小地往后缩了缩身子。

"啊？我怎么在笼子里？谁把我关进来的？"待毛毛看清周围的情形，吃惊地继续追问。

可惜没人回答他，男孩继续摇头。

"你是哑巴？"毛毛生气了。

男孩继续摇头。

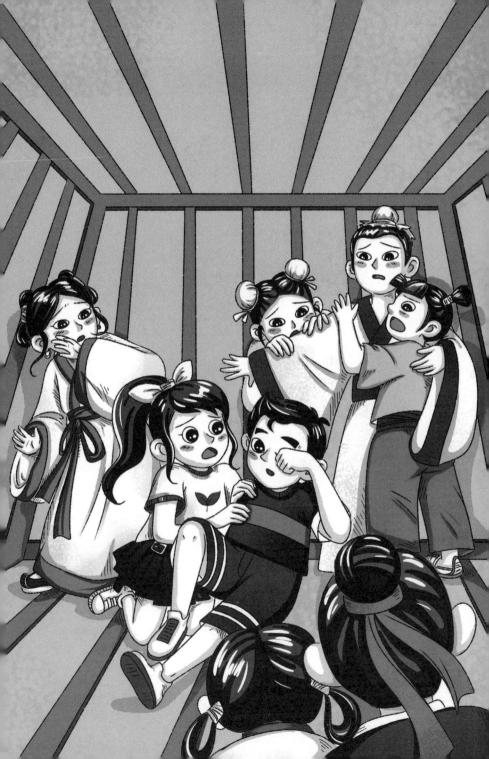

"那你为什么不说话？"

这次男孩没有摇头，也没说话，抿着嘴巴一脸委屈。

"说话呀！"毛毛真生气了，提高了声音。

男孩撇撇嘴，嘤嘤地哭了起来。

"你哭什么？我又没欺负你！"毛毛干瞪眼，手足无措。

正在这时，一位满脸堆笑的富态中年人走了进来，但孩子们都怕他，因为他手中提着一条令人胆战心惊的皮鞭，仿佛随时都会落到孩子们头上，真是一个"笑面虎"。

"我要回家。"

"我要阿爹阿娘……"

"放我出去……"

"你们要把我们带到哪里去？"

看到有人来，孩子们开始大喊大叫，有两个孩子甚至抓着铁笼疯狂摇晃，仿佛要把铁笼撕开个口子才肯罢休。

"笑面虎"上一秒还阳光明媚的脸下一秒就变得乌云密布，紧接着手里的皮鞭毫不留情朝孩子们劈头盖脸地抽了下来。

随着"啪啪"几声响，长鞭重重落在孩子们身上，几人疼得哇哇大叫，更有两个孩子抱着脑袋嚎叫，原来是额头被抽破了，正汩汩冒血。

"笑面虎"杀鸡儆猴的效果显然不错，其他孩子都被吓坏了，缩着脖子，再不敢吵闹。

"笑面虎"依旧笑嘻嘻，为了表示仁慈，还假模假样地朝笼子里扔了几个窝头。

看到有吃的，已经饿坏的孩子们一哄而上纷纷争抢起来，抢到手后不顾形象地狼吞虎咽起来。

没等小茯苓反应过来，窝头已被一抢而光，反而是小吃货毛毛抢到了一个窝头，谁知他刚啃了一口就立马扔了出去，"呸，啥破窝头，快把我的牙崩了！"

窝头咕噜噜滚到一个瘦弱女孩脚下，她胆小地抬头看了一眼毛毛，迅速把窝头捡起来，像拾到金元宝一般揣进了怀里。

小茯苓虽然也饿，却没有一点想吃东西的心思，看到有个男孩的额头仍在冒血，她叹了一口气，透过笼缝从路边采了几片小蓟叶递给男孩："这是止血的草药，揉碎后抹到伤口上，能止血。"

男孩犹豫了一下，半信半疑地接过叶片试了试，果真有效。

"你是大夫？"男孩惊奇地问道。

"我不是大夫，但认识几种止血草药。"小茯苓轻描淡写地回答。

"你从哪里来？"男孩盯着小茯苓的衣服上下打量。

　　"我也说不清楚，好像是个很远的地方，你从哪里来？"小茯苓不知道如何解释，只能反问他。

　　"我正在村头玩时被两个不认识的人抓来了……"说起被绑架的情景，男孩仍一脸恐惧。

　　"我也是被抓来的……"

　　"我和妹妹在河边洗衣服，也被抓来了……"

　　找到了共同的话题，孩子们纷纷哭诉自己被抓的经历。

　　"我们可能碰到人贩子了！"听完大家的描述，小茯苓冷静地分析。

　　"人贩子是谁？他们为什么抓我们？"一个胆大的女孩急切追问。

　　"人贩子就是以卖小孩为生的人。"小茯苓耐心回答。

　　"他们要把我们卖到哪里？"另一个男孩着急问道。

　　"可能卖给没有小孩的人家吧！"小茯苓此时还比较乐观。

　　"哼，那可不一定，说不定打断胳膊和腿，逼你们出去当乞丐！"毛毛可不像小茯苓那么乐观。

　　"啊？"孩子们吓得面如土色，既不想被卖到别人家，也不想被打断腿脚，有几个胆小的孩子开始嘤嘤哭了起来。

　　"大家先不要着急，警察肯定会来救咱们。"小茯苓像位知心大姐姐般安慰大家。

"警察是谁？"

小茯苓无语了，连警察都不知道，这到底穿越到了一个什么样的世界啊。

"这是什么年代？"小茯苓迫切地想知道自己身处何时，但望着孩子们迷茫的脸立马明白自己是白问了，连生活的年代都不知道，真是头疼。

"现在谁当皇帝？"从孩子们的穿着可以看出，是古代的装束，所以她只能打听这个年代最大的官。

孩子们你看看我，我看看你，仍是一脸茫然。

眼看问不出答案，小茯苓只得放弃。

孩子毕竟是孩子，很快就忘记悲伤，恢复了爱玩的天性，眼看马车一路驶向越来越茂盛的丛林深处，两个调皮的孩子居然打起了赌，赌路上会不会碰到老虎和狮子。

狮子、老虎没碰上，却碰上了蚊子，没想到小小的蚊子却让他们吃尽了苦头。

行进的道路潮湿泥泞，草深过腰，草丛中隐藏着无数"蚊子大军"。只见漫天飞舞的"蚊子大军"聚成一团团黑色蚊群，吹响"嗡嗡嗡嗡"的号角声，铺天盖地、劈头盖脸地朝他们发起进攻，那些蚊子凶猛无比，战斗力强，平时尝不到荤腥，难得碰到小茯苓这些"小鲜肉"们，恨不得把他们都吞进腹中，于是逮胳膊咬胳膊，逮腿咬腿，只要裸露在外的身体部位无一幸免，都成了它们的攻击目标。

孩子们想尽了各种办法驱蚊，有的把衣服脱下来蒙住脑袋，有的干脆从路边抹了泥巴涂到脸上……然而这些都治标不治本。"蚊子大军"绵绵不绝，前仆后继，视死如归，发起了一轮又一轮进攻，最后每人身上都被咬出无数个红包，真是苦不堪言。

一路走一路打蚊子，终于到了目的地。万万没想到，崇山峻岭间居然藏着一个世外桃源，"桃源"里林茂、水美、石奇，更有一排排红砖绿瓦的亭台楼阁傍山而建。

"人贩子居然选这种风水宝地当大本营！"毛毛望着铁笼外的美景啧啧称赞。

生病与解药

小茯苓他们被带到一间红砖绿瓦的房子旁，房门口站着一名麻脸大汉，大汉像赶小鸡一般将他们都赶进房中，然后锁上门离开了，看来这所房子就是他们的"新家"。

就在大家打量新家的时候，一位叫阿采的女孩病了。

只见她脸色惨白，抱着身子蜷缩成一团，冷得直打寒战，哆嗦着嘴巴颤抖道："冷，好冷……"然而，没过多久，她又开始喊热，小茯苓见她满脸潮红、大汗淋漓，急忙用手摸她的额头，不摸不知道，一摸吓一跳，阿采额头的温度高得惊人！

"你会看病，快给她治治吧。"那个用小蓟止血的男孩眼巴巴地望着小茯苓。

"我？"小茯苓有苦难言，她虽然认识几种草药，却不会看病，更不会开方子，再说这里也没药。此时只能眼睁睁看着阿采一会儿喊热、一会儿喊冷，在病痛中反复挣扎。

　　"哎，我们好像那些被关在笼子里的'小白鼠'啊！"小茯苓无奈叹息，绝望地闭上眼睛！

　　"小茯苓，别灰心！"突然，一个熟悉的声音在耳边响起。

　　"谁，谁在说话？"她环顾四周，寻找声音的来源。

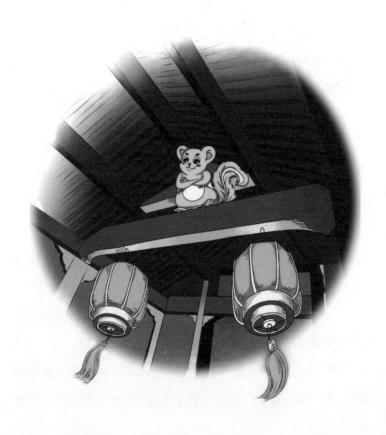

"老鼠！"突然，有个孩子指着房顶的一个角落大声尖叫起来。

大家顺着他手指的方向看去，果真有只老鼠正目中无人地蹲在屋顶的房梁上俯视着他们。

奇怪的是，即便被发现，那只老鼠却没有一丝想逃跑的意思。

有胆大的孩子做出轰赶驱逐的动作，可它居然连屁股都没挪一下。

这个世界的老鼠难道成精了，胆子居然大到不怕人了？小茯苓正疑惑时，就见那只老鼠朝着自己俯冲了下来，并且精准无比地落到自己肩膀上。

她吓得正要惊声尖叫，耳边突然响起了一个熟悉的声音："真是个胆小鬼，连我都认不出来了？"

她把吞在喉咙里的那声尖叫又咽进了肚中，壮着胆子去看那只老鼠，对视上了两只黑黢黢的小眼睛。

"你是……灵儿？"小茯苓惊喜地叫了出来。

"灵儿？果真是你！"毛毛急忙凑过来辨认。

其他孩子们目瞪口呆地望着一切，惊讶得嘴巴都合不拢了："你们怎么跟一只老鼠说话？"

"我不是老鼠，我是人见人爱、花见花开、车见车爆胎的鼹鼠！"臭美的灵儿气呼呼地纠正道。

"啊！老鼠会说话？"孩子们难以置信。

"它不是老鼠，是鼹鼠，叫灵儿！"毛毛继续纠正。

有胆大的孩子凑过来仔细观察，"好像跟老鼠还真有点不一样，你怎么会说话？"

"我不仅会说话，还会变魔术。"灵儿俏皮地做了一个手势。

"咣当"一声，大门的锁被打开了，麻脸大汉提着一筐窝头走了进来。

小茯苓心惊胆战地回头找灵儿，却发现它早已不见踪影。"这家伙，溜得倒是挺快。"

"有人生病了！"毛毛指着阿采说道。

大汉走近笼子，一脸漫不经心地说："生了什么病？"

"感冒，一会儿冷，一会儿热！"小茯苓热心地回答。

哪知大汉听了她的话，满脸古怪，险些跳起来，只远远瞧了两眼就仿佛见到了鬼一般，飞快蹿了出去。

这下可把大家搞糊涂了，你看看我，我看看你。

"阿采又不是鬼，他怕什么？"

"就是，一个男子汉居然怕成那样。"

大汉刚走，大家便议论纷纷。

灵儿不知从哪里又蹦了出来，"不就是疟疾吗，看把他吓得！"

"疟疾？"这下轮到小茯苓和毛毛惊讶了。

"一会儿热，一会儿冷，不就是传说中的'打摆子'吗？"灵儿不以为然。

小茯苓和毛毛恍然大悟，他们想起了跟小玉姐姐讨论过这个话题。

"肯定是被带疟原虫的蚊子咬了。"小茯苓皱着眉头，有点担忧。

"这可怎么办？"这个世界的医疗条件落后，显然没有抗生素，更没有治疗疟疾的青蒿素。最可怕的是疟疾通过蚊虫叮咬传播，他们一路上都被蚊子咬过，搞不好还会有人得病，两人的心情顿时"飞流直下三千尺"。

"疟疾会死人吗？"一个穿锦缎衣服的男孩好奇地问。

灵儿点点头说："疟疾会引发反复高热和寒战，最后将人体的元气消磨殆尽，让人虚脱而死。"

孩子们满脸惊慌。

"我不想死！我要找阿妈……呜呜。"

"我们都不会死！"小茯苓语气坚定地说。

"你有办法？"毛毛吃惊地瞪大了眼睛。

"我们可以自制解药。"小茯苓信心十足。

"解药？难道是青蒿素？"毛毛刚说完就又摇头否认："青蒿素得从青蒿中提取，我们连青蒿都没有，去哪里搞青蒿素？"

"我们有帮手啊!"小茯苓指指灵儿,灵儿摇摇尾巴,表示没问题。

"有了青蒿也没用。"毛毛叹气道:"我们又没有乙醚。"

"葛洪爷爷有乙醚吗?"小茯苓一语点醒梦中人。

"你是说,咱们不用青蒿素,也来个青蒿一握。"毛毛眼睛冒光,总算开窍了。

小茯苓点点头,头脑清醒地分析道:"葛洪爷爷深知那些住在穷乡僻壤的患者看病困难,所以才写出《肘后备急方》,目的是方便他们随时找到可用的救命方法和药材。咱们现在不就身处穷乡僻壤之处吗?"

毛毛忍不住称赞:"这本'放到胳膊肘后的书'还真好用!"

"什么叫'胳膊肘后的书'?"一个男孩好奇地望着毛毛。

"就是一本书,叫《肘后备急方》。"

"为什么放在胳膊肘后呢?"

这个问题难不倒毛毛,他昂声回答:"藏在胳膊肘衣袖中随身携带,可以随时翻阅应急救命啊。"

男孩吐吐舌头,不服气地说:"爸爸说中医是慢郎中,还应急,骗人吧?"

"别胡话八道,《肘后备急方》是一部中医急救手册,记载了很多内容,有内科杂证、外科急证、传染性热病、寄生虫病、五官科病、妇科病、儿科病等,尤其是里面的外治急救方法，到现在都很实用。"小茯苓生气地反驳道。

男孩得了个"胡说八道"的评语，更加不服气地说："我不信，除非你能举出几个例子。"

毛毛恨不得一拳打掉男孩脸上的不服气，可是他脑子转了好几圈，愣是没想起一个例子，只得向小茯苓发出求助的眼光。

其实小茯苓也没看过这本书，但她听爸爸讲过里面的故事，尤其是记住了几种简单实用的急救方法，解释道："《肘后备急方》里记载了最早的洗胃术和人工呼吸。"

"'洗位数'是什么数？"一个男孩好奇地追问。

"洗胃字面意思就是洗洗胃呗！"毛毛两手一摊。

"为什么要洗胃？"那男孩继续追问。

"吃了有毒的东西时，毒会顺着食管进入胃中，洗胃就是通过一种方法把胃里的毒冲出来。"小茯苓试图解释得通俗易懂。

"那应该叫冲胃术，怎么叫洗胃呢？"男孩继续不服气。

"这里的'洗'是个比喻，《肘后备急方》中就记载了一个用鸡蛋液'催吐'洗胃的案例。"

男孩还是有点不甘心，继续问道："还有那个人工什么吸，是什么意思？"

"人工呼吸是一种很常用的急救方法，是通过按压胸部使暂停呼吸的人重新恢复呼吸的方法。"这个问题毛毛抢答了。

"没有呼吸的人不就是死人了吗？怎么还能救活？"男孩瞬间变成好奇宝宝。

"已死的人肯定救不活，但刚上吊被解救下来的人心脏虽然暂时停止跳动，但人却没有真死。"小茯苓耐心解释。

"这可真是一本好书！"

"我要有一本多好啊。"

"是啊，咱们也放到胳膊肘后……"

孩子们议论纷纷。

"跟发现青蒿素相比，这些都不值一提，《肘后备急方》最伟大的一项贡献是记载了青蒿治疟疾的方法。我们今天就用那个方法来救阿采。"毛毛信心满满。

"我去找青蒿！"灵儿主动请缨，转瞬便消失踪影了。

好在青蒿算不上名贵药材，甚至只能算"杂草"，遍地都是！很快一大把"臭臭"的草就被采了回来。

新的问题来了，怎么才能"绞取汁"呢？总不能真用手拧吧。这难不倒灵儿，她从法宝箱里拿出一个类似现代榨汁机的工具，轰隆隆一阵操作，很快鼓捣出半碗墨绿色汁液。

阿采此时已被病痛折腾得奄奄一息，众人见状，连忙给她灌了下去，然后眼巴巴地等待奇迹发生。

可是，大半天过去了，阿采的病情不但没有好转，反而越来越严重了，最后还把腹中仅存的一点食物也吐了出来。

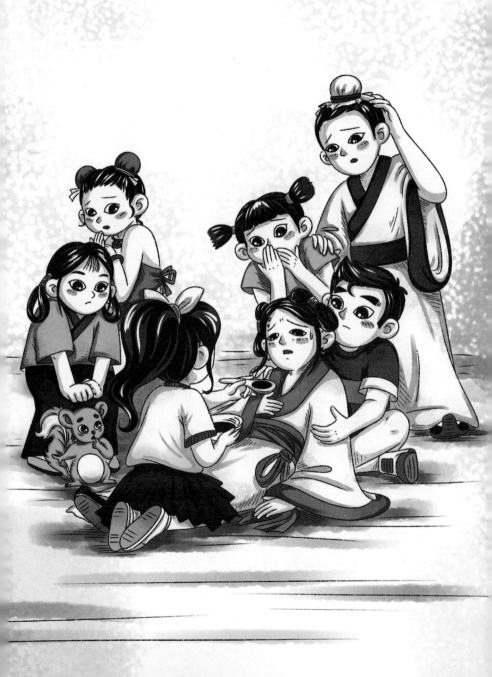

张冠李戴

　　孩子们愁眉苦脸，不知所措地望着小茯苓和灵儿，仿佛在说"你们的解药不管用啊"。

　　小茯苓也百思不得其解，青蒿治疟疾是事实，屠呦呦更是借此获得了诺贝尔生理学或医学奖。

　　要知道，诺贝尔奖可不是普通的奖，它是用大名鼎鼎的化学家阿尔弗雷德·贝恩哈德·诺贝尔（以下简称"诺贝尔"）的名字命名的一项世界性大奖。诺贝尔是瑞典杰出的化学家、工程师、发明家、企业家，他一生共获得355项发明专利，尤以其发明的炸药举世闻名。炸药被发明出来后，被应用于开山劈石、移山填海，极大地推动了社会的进步，诺贝尔更是凭借这项技术成为了大富翁，他本人也成了名副其实的"炸药大王"。

　　然而，当看到炸药被用于战争并杀死很多人时，他开始后悔了，便在晚年立下遗嘱，把所有财产变成基金，用基金的利息作为奖金奖励那些为人类做出巨大贡献的人。目前，诺贝尔奖已成为世界最具有影响力的奖项之一，也是国际上威信极高的一项大奖，无数科学家把获得诺贝尔奖当成最崇高的目标去实现。

屠呦呦从《肘后备急方》中获得灵感发现了青蒿素，说明青蒿治疟疾的记载肯定没问题，那问题究竟出在哪里了？

"老鼠，你不是会变魔术吗？我肚子饿了，能变一只烧鸡出来吗？"一个男孩指着自己咕噜噜叫的肚子问灵儿。

"我不是老鼠。"灵儿气得火冒三丈，为了证明自己不是老鼠，它挺起胸膛，骄傲地抖了抖胳膊下的飞膜，大声喊道："我会滑翔，像飞一样，你见过会飞的老鼠吗？"

男孩吃惊地瞪大眼睛，小声嘀咕："这可怪不得我，谁让你长得那么像老鼠，搞得我都张冠李戴了！"

"张冠李戴？"听到这个词，小茯苓仿佛想起了什么，立刻抓起一把"臭臭"的草看了起来，看完一脸兴奋地问灵儿："这是青蒿？"

"当然是青蒿，我跟慧爷学过辨认植物，不会认错的。"

灵儿以为小茯苓质疑它辨药的本领，把慧爷都搬出来了，要知道，慧爷可是智慧的化身，不仅知道小茯苓那个世界的汽车、手机，还熟读很多药学书籍，对很多草药植物了如指掌。

"我知道问题出在哪儿了，你好像采错药了！"

听到小茯苓的话，灵儿气得一蹦三尺高。"你糊涂了，我采的就是青蒿，不信咱们可以去找慧爷评理。"灵儿对自己认药的本领很自信，想当初慧爷园子里种了很多草药，它都能认出来。

"我说你采错了，没说你采的不是青蒿！"小茯苓的话搞得毛毛一脸莫名其妙地问："青蒿治疟疾，灵儿采回了青蒿，你却说采错了，这是什么逻辑？"

"你们先别着急，听我慢慢说。"小茯苓安抚住要冒火的毛毛和灵儿，这才不慌不忙地解释道："《肘后备急方》里记载了青蒿治疟疾的方法，可此青蒿非彼青蒿。"

"什么此时的青蒿、彼时的青蒿，青蒿不就一种吗？"毛毛被小茯苓的绕口令给绕晕了。

哪知小茯苓摇了摇头说："还真不是一种。"

"不是一种？难道历史上的青蒿也会变魔术？"灵儿一脸茫然。

"古代医书里记载的很多药材都没有植物形态描述，而很多植物又长得非常像，很容易弄错。"

毛毛赞同地点点头，上次他就把青蒿当成小茴香了。

"李时珍就犯了这样的错误。"

"李爷爷也会犯错？"灵儿一脸震惊。

小茯苓很无语地回答："李时珍也是人，又不是神，肯定会犯错。"

"他犯了什么错？"

"他在《本草纲目》中将两个生长阶段的同一种草分别称为'黄花蒿'和'青蒿'。"

"然后呢？"

"然后这种蒿草被引入日本，日本学者没注意到《本草纲目》里记载的'黄花蒿'和'青蒿'是一种植物，把'青蒿'张冠李戴给了另一种植物，并一直沿用下来。"

"也就是说，现在说的青蒿植物不是《肘后备急方》里治病的'青蒿'，能治疟疾的青蒿现在叫黄花蒿？"毛毛脑子够机灵，很快想明白了其中的问题。

"没错！"小茯苓给毛毛点了个赞。

灵儿略有所思，随即开口说："不对啊，既然青蒿不治疟疾，可为什么说屠呦呦从青蒿中提取到青蒿素呢？"

"对啊，这又是什么原因？"毛毛也疑惑不解。

小茯苓叹了一口气，这个问题她也曾问过邱爸爸。"爸爸说中药有两个名字，一个是药材名，一个是植物名，青蒿既是一种植物名，又是一种药材名。作为药材它的原植物叫黄花蒿，作为植物名它并不治疟疾。"

"唉，这么别扭啊，为什么不直接把药材青蒿的原植物名改成青蒿呢？"灵儿十分不解。

　　小茯苓又叹了一口气说："爸爸说大家已经习惯了这个错误，懒得改了！"

　　毛毛哭笑不得地说："这些植物学家居然比我还懒，懒得连名字都不改了。"

　　"所以，我采回来的是植物青蒿，不是药材青蒿？"灵儿这才心服口服。

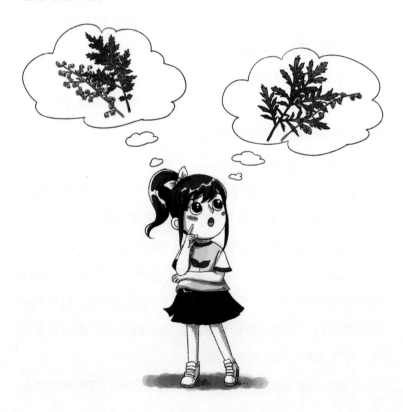

"可黄花蒿长什么样子呢？"毛毛又提出了新的疑问。

灵儿摸摸索索，从法宝箱里摸出一面镜子。

"咦，哪儿来的镜子？你拿面镜子做什么？"毛毛的好奇心不减。

"这可不是普通的镜子，它叫'学富五车镜'，上知天文、下晓地理，是一面有思想的魔镜。"灵儿神秘兮兮地答道。

"那让它'思想'一下吧。"毛毛不相信一面镜子还能思考。

灵儿对着镜子念了几句奇怪的咒语，然后对魔镜说："魔镜魔镜，黄花蒿长什么样子？"

说来也怪，灵儿话音刚落，镜子里就出现了一株植物。

"这就是黄花蒿？跟青蒿长得几乎一模一样啊。"毛毛左看看、右瞧瞧，实在没看出什么特别的地方。

灵儿只能再次求助魔镜："魔镜魔镜，青蒿和黄花蒿有什么区别？"

话音刚落，仿佛微风吹过湖面，魔镜表面出现了水波样横纹，随着波纹消失，两株看起来非常相似的植物出现在了镜中。

随即，一个声音也从镜中传出："主人主人，黄花蒿与青蒿虽然味道相近，花色相同，但还是有区别的：青蒿叶锯齿细而密，黄花蒿叶锯齿宽而疏；青蒿花序半球形、个头大；黄花蒿花序近球形、个头小。"

"呀，这可真是面神奇的宝镜，跟白雪公主故事里坏王后的魔镜如出一辙。"毛毛从灵儿手中夺过魔镜，上看看、下瞅瞅，爱不释手。

"魔镜魔镜，谁是世界上最美的女人？"毛毛学着白雪公主电影里王后的语气问道。

哪知宝镜居然给了他一个大大的白眼，转瞬就从他手中消失踪影了。

"真是一面有脾气的镜子！"小茯苓忍住笑感叹道。

在魔镜的帮助下，灵儿很快采来了黄花蒿，榨出汁后重新喂阿采喝下。

这次不负众望，阿采的病慢慢好了起来。

等麻脸大汉再次返回看到病愈的阿采时，他使劲揉了揉眼睛，确信自己没看错，指着阿采失声尖叫："你，你不是快要死了吗？"

"人好好的，说什么快死了，逗我玩呢！""笑面虎"阴沉着脸朝麻脸大汉的脑袋给了一巴掌。

"真，真的，不信你问她。"麻脸大汉摸着挨打的脑袋死死盯着阿采。

阿采胆怯地点点头，小声回答："我，我真生病了，是他们俩治好的。"说着指了指小茯苓和毛毛。

"你会治冷热病？""笑面虎"错愕地问小茯苓。

"冷热病？"小茯苓思考片刻就明白了他说的是疟疾，迟疑地点点头。

"笑面虎"朝身后的麻脸大汉使了个眼色，那大汉便过来抓小茯苓。

"你，你要干什么？"小茯苓被吓得魂飞魄散，拼命挣脱。

"放开她。"毛毛见状，急忙张开双臂挡在小茯苓面前，像个小男子汉一样保护着她。

但两人岂是大汉的对手，最后只能像老鹰抓小鸡一样被拖了出去。

"你，你要带我们去哪里？"两人颤抖着声音问。

草木灰救人

小茯苓和毛毛被带到另一所院子前。

两人刚到院门口，就看到院子中央矗立着一个巨大的药炉，炙热的火焰在药炉下剧烈翻腾，一缕缕若有若无的药香正丝丝缕缕从药炉中飘出。

药炉旁边有个男孩正在拼命挣扎。

一个黑脸大汉正一手扯着他的胳膊，一手强行掰开他的嘴巴，旁边一位白胡子老者把一颗黑乎乎的药丸塞进了他的嘴里，又抬了一下他的下巴，随着咕咚一声，药丸滑进男孩的肚中，直到这时黑脸大汉才放开了他的胳膊。

男孩跪倒在地，脸涨得通红，弓着腰干呕一声，然后开始剧烈咳嗽，仿佛要把喂进去的那颗丹药吐出来。

"你，你们喂他吃了什么？"小茯苓惊得目瞪口呆。

老者没有理会小茯苓的问话，反而疑惑地望向"笑面虎"。

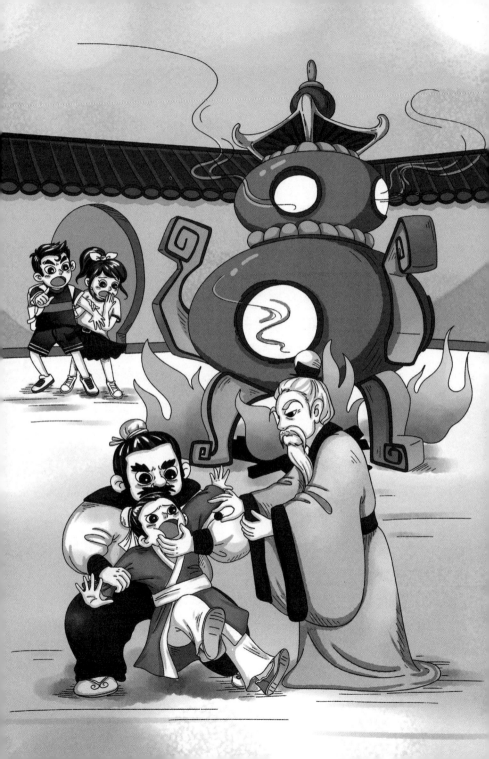

"这是从新来的试药童子里给你挑选出来的新药童。"

"试药童子?"小茯苓被这个称呼吓得胆战心惊,难道要让她也试吃刚才那种黑乎乎的药丸?

毛毛也被惊得目瞪口呆,心想:"好家伙,都不知道那药丸是什么材料做成的,有没有毒且不说,光这卫生条件也不达标啊,那种药一旦吃进肚子里还不得拉肚子啊。"

老者不耐烦地瞟了小茯苓和毛毛一眼,语气生硬地说:"何必再拉两个陪葬的。"摆摆手示意把人带走

"笑面虎"也不生气,"我知道你心疼之前出事的两个童子,但总比当试药人强吧?"说完还指了指被喂药的男孩。

老者显然被气得不轻,胸口剧烈起伏地说:"如此说来,我那两个出事的童子还挺幸运?"

"笑面虎"脸色一变,皮笑肉不笑地说:"流云,我劝你别敬酒不吃吃罚酒,这可是我精心给你挑的人,据说还会治冷热病。你最好乖乖利用,尽快炼出仙丹,否则我让你吃不了兜着走!"说完头也不回地走了,只留下小茯苓和毛毛不知所措地呆立在原地。

那位叫流云的老道眉头紧皱,上下打量着小茯苓和毛毛,漫不经心地问:"你们俩会治冷热病?你们可知道那病有多厉害?"

毛毛毫无惧色:"我们当然知道,那是一种以蚊虫叮咬传

播为主的急性传染病。"

哪知他话音刚落，流云勃然大怒道："一派胡言，明明是疟鬼所致，你偏说什么蚊虫叮咬。"

"世上根本没有鬼，那病是疟原虫引起的，疟原虫是一种很小的虫子。"小茯苓进一步解释道。

流云冷笑着说："信口雌黄，一会儿蚊子叮咬，一会儿虫子致病，我倒要听听你们还能编造出什么理由。"

"确实是蚊子和疟原虫的原因。有的蚊子体内携带疟原虫，它们咬人时，唾液里的疟原虫会涌入人体，当其他蚊子再吸这个人的血时，其体内的疟原虫又进入另一只蚊子体内，这只蚊子再咬其他人，然后再感染其他人，如此反复，疾病就传播开了。"

"荒谬！荒谬！越说越离谱了！"流云懒得跟他们争辩，示意黑脸大汉直接把人带走。

正在这时，被喂了药的男孩突然脸色大变，扑通一声倒在地上，然后抱着肚子满地打滚，边滚边喊肚子痛。

"又中毒了？"黑脸大汉失声叫道。

"又？"小茯苓吓了一跳，看来这流云的丹药毒性不小，经常有童子中毒。

"你们给他吃了什么？"小茯苓希望这个男孩还有救。

"能吃什么？还不是我的仙丹。"这次炼的丹药接连两次出事，流云早已恼羞成怒。

"仙丹里用了什么材料？"小茯苓不知死活地继续追问。

流云本不想理睬她，但一听到关于仙丹的事，想也没想便脱口而出："丹砂、雄黄……"

小茯苓和毛毛听得心惊胆寒。田小七曾科普过这两种矿物的毒性，丹砂就是朱砂，主要成分是硫化汞，而雄黄等同于砒霜。

想到这，小茯苓急忙三步并两步跑到男孩身边，蹲下身摁住他，大声喊道："快去弄些生蛋清来！再准备些草木灰水，熬些绿豆、甘草水！快，马上！"

流云愣了半天才慢半拍地反应过来，小茯苓是在命令他。

反了反了，一个小丫头片子居然敢命令他。

他正要发脾气，没想到小茯苓转过头来又狠狠瞪了他一眼，急如星火般催促说："快去啊！"

他鬼使神差转过头，对傻愣在一旁的黑脸大汉喊道："还愣着干什么，快去啊！"

大汉得了命令，连滚带爬跑了出去，很快送来了需要的东西。

"快，快喂他喝下！"小茯苓见黑脸大汉端着水发愣，毫不客气地使唤他。

大汉一手端水，一手试图控制男孩。可男孩正痛得满地打滚，一点也不配合，毛毛忙上前帮忙摁住他的双手，大汉腾出手捏住男孩的鼻子，硬生生把半碗草木灰蛋清水灌了进去。

"把他翻过来，让他吐。"小茯苓指挥大汉扶起男孩，让他俯趴在板凳上，小茯苓轻拍他的后背，男孩很快开始大口呕吐。

吐了一会儿，小茯苓继续命令大汉说："给他继续灌水，灌完再让他吐。"

就这样反反复复，男孩接连吐了4次，吐得手脚酸软，最后吐出来的已经是清水。

小茯苓皱着眉头，忍住熏人的气味，弯下腰在男孩吐出来的东西里翻找了几下，最后用拇指和食指小心翼翼从呕吐物里拈出一颗黑乎乎的药丸。显然，这颗药丸入胃时间不长，还没怎么被消化，现在都被催吐出来了。

"啧啧，好在是吃了药丸，药丸融化速度慢，要是喝了汤药，那小命就呜呼了！"毛毛捏着鼻子一脸嫌弃地盯着那颗药丸感慨。

"为防万一，还是再给他煮点绿豆、甘草水吧。"小茯苓装作一副老成的模样。

事实上，她从来没给人催吐过，这次之所以敢这样干，多亏了去年暑假跟爸爸参加的一次义诊活动。

那次她跟随邱爸爸的医疗援助队去一个偏远乡村义诊，

正好碰到村里一位妇女因跟人吵架一时想不开喝了农药，由于村子离医院太远，如果送到医院抢救肯定来不及，所以邱爸爸和其他几位医生叔叔用催吐方法救了妇人一命。

关于为什么用草木灰，邱爸爸说，首先草木灰在农村很好找，村民做饭爱烧柴火，家家户户的炉灶里都有草木灰。小茯苓想想也是，城市人家都烧天然气，想找点草木灰确实有点难；其次草木灰经过烈火焚烧，非常细腻，具有很强的吸附性，能很好地吸附进入胃中的毒药；最后一个原因，也是非常重要的一个原因，就是草木灰能刺激胃肠蠕动，有很好的催吐作用。

这次救男孩纯属照葫芦画瓢，在那个危急时刻，救人如救火，只能死马当活马医，行不行都得上。但看在流云眼里意义就不一样了，他炼的丹药已经出事了很多次，本以为这次也不能幸免，没想到硬是让一个小女娃给救了回来，看来她还真有点本事。

有道是学无先后，能者为师。

想到这，流云不耻下问地向小茯苓请教："你是从哪里学来的救人方法？"

小茯苓骄傲地回答："跟我爸爸学的，爸爸说草木灰虽然是植物燃烧后的残渣，却能解毒、止血。"

"那鸡蛋清是何用意？"流云继续追问。

"鸡蛋清中含有大量蛋白质，能与重金属结合，从而减少重金属中毒。"这可难不倒小茯苓，科学课上老师讲过蛋白质变性的原理。

"重金属是什么东西？"流云说着这个陌生的词语，仿佛在听天书。"世上还有这种毒药？它长什么样子？"

"重金属不是一种毒药，是很多种金属的总称，比如金、银、铜、水银。"毛毛替小茯苓回答。

"这就是重金属？"流云一脸意外地说："还以为是什么神秘的毒药，原来是兵器。"

"兵器？"小茯苓和毛毛对视了一眼，跟这个时代的人解释就如鸡同鸭讲，令人头痛。

怎么才能让流云相信世上没有仙丹呢？

"秦始皇知道吗？"小茯苓想用实际案例教育流云。

流云点点头头说："他是第一个自称皇帝的人，也没干什么大事，就统一了六国。"

小茯苓差点被"噎死"，统一六国还不算大事！看来在他眼里只有炼出仙丹才算大事。算了，硬着头皮讲吧："秦始皇统一六国后认为自己很厉害，就想长生不老，永远当皇帝，于是就派一位名叫徐福的方士东渡出海寻求仙丹，结果仙丹没找到，徐福也消失在茫茫大海中。"

小茯苓本指望流云能通过这个故事明白世界上没有仙丹，

哪知他淡淡地回了一句"这我知道啊"。

"那你还炼丹？"连毛毛都听明白了小茯苓的意思。

"徐福没找到是他运气不好，不代表没有仙丹啊！"流云非常固执，对于仙丹一事"咬定青山不放松"。

"世上根本就没有长生不老药！"毛毛对流云幼稚的想法感到头痛。

小茯苓想了想，继续劝导说："有几位皇帝也信奉仙丹，比如汉武帝刘彻、隋炀帝杨广、唐太宗李世民等，但都没有得到过什么长生不老药。"

"你怎么知道这么多？"毛毛震惊得连嘴都合不拢了。

小茯苓不好意思地挠挠头说："上次跟葛洪爷爷分开后，我专门突击了一下仙丹的历史，这可是现学现卖。"

"那你的意思是炼丹是白费劲？"流云总算明白了小茯苓话里的含义。

小茯苓摆摆手说："也不能说没用，炼丹术传到西方世界推动了化学的发展，在中国则促进了医学的发展。比如把水银和硫黄放到一起炼丹，结果炼出红色硫化汞；再如孙思邈在《千金翼方》里记载过水银霜可以治疗癣、湿疹等皮肤病，而水银霜就是升汞、甘汞。当然了，通过炼丹术还发明出了火药。"

"火药？"流云第一次听到这个新鲜词。

"火药是一种能爆炸的东西。"

话音未落，就听"砰"的一声巨响从旁边院中传了过来。

大家循声望去，只见一股浓烟裹挟着火光冲天而起，伴随而来的是一股刺鼻的味道。

炸炉与鞭炮

"坏了"，流云一拍大腿，惊声连连："司马英俊又炸炉了……"说完拔腿就往外跑。

毛毛龇牙咧嘴地瞪着小茯苓，从牙缝里挤出六个字："你这个乌鸦嘴！"

小茯苓惭愧不已，这边刚提炸药，那边就炸炉，还真是有点……她怀着愧疚的心情和毛毛一起去看热闹。

等到看清眼前的场景，流云惊得目瞪口呆，司马英俊这次的"杰作"确实有点"惊天地泣鬼神"。好好的院落如今已变成一片废墟，院中央的丹炉被炸得面目全非，原来放丹炉的地方被炸出一个直径约 10 米的深坑，坑里坑外到处散落着丹药废渣和丹炉碎片。

这次爆炸的威力显然不小，连远处的长廊都未能幸免，廊柱上那些坑坑洼洼的洞就是最好的证据，廊檐下散落的一些丹料还在着火，浓浓的黑烟久久不散，奇怪刺鼻的味道扑面而来。

司马英俊此时正跌坐在坑旁，眼神呆滞，惊魂未定，满脸尽是不敢相信，仿佛还未从爆炸的余波中缓过神来。

流云走上前，苦笑着拍拍他的肩说："没事没事，都是小场面，我上次炸炉不仅炸毁了丹房，还连累了两个小童子，你这次总算没出大事。"

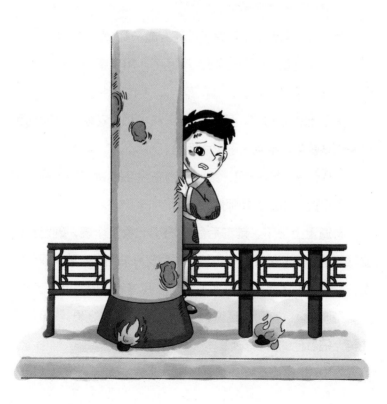

说到童子，老道突然回了神，伸着脑袋寻找他的童子："金宝，金宝？"

听到师傅的召唤，一颗黑乎乎的小脑袋，顶着一张大花脸和鸡窝爆炸头从檐廊后慢慢冒了出来。

"还好，还好。"老道捂着心口，心有余悸。

看到那童子滑稽无比的造型，小茯苓不厚道地"扑哧"一声笑了出来，但当她看清那人的脸时，惊得下巴都快要掉下来了，那童子居然是田小七！

他怎么也来到这个世界了？还变成了金宝？

毛毛更是吃惊得连话都说不顺了，用手指着他结结巴巴地说："田，田……"

田小七也呆住了，顾不上满身灰尘和大花脸，急匆匆跑过来和小茯苓、毛毛来了个大拥抱。

三人没来得及叙旧，就听老道在金宝、金宝地吆喝，田小七只得抛下朋友去看师傅。

老道上上下下、前前后后把田小七看了个遍，确定徒弟安然无恙，这才长吁了一口气。然后又愁眉苦脸、唉声叹气地说："倒霉透顶！两个月炸了五次炉，我这老脸算是丢尽了。"

"别灰心！有句老话说得好，失败是成功之母。"流云憋住笑，拍着他的肩膀安慰。

"本来想整点花样，给老庄主六十六岁大寿添个彩头，这下可好，自己倒成了彩头！"司马英俊指着身上被炸得破破烂烂的衣衫，无奈苦笑。

"谁敢笑话你，要论炸炉的技术，谁也比不上你啊。别人好几年才炸一次，你这隔三岔五地炸，跟家常便饭似的，关键是炸得还这么有'水平'，每次都能全胳膊、全腿，这积累的经验无人能比啊！"流云的一席话说得司马英俊哭笑不得。

"炸炉，炸炉。"田小七口中反复念叨，突然灵光一闪，"师傅，有了！"

"什么有了？"司马英俊不高兴地打断一脸兴奋的田小七。

"给老庄主的礼物有了。"

司马英俊边扶额边说："还提礼物，你没看到礼物都被炸没了吗？"

"师傅，咱们就送这炸药。"田小七语不惊人死不休。

"炸药？"司马英俊唬得一跳老高，"你不要命了，想炸死大家啊！"

其他人也怔怔望着田小七，心想："这孩子莫非脑袋被炸坏了？"

"我说的炸药是礼物的一种形式，叫炮仗。"田小七发现大家看他的眼光不对劲，立马解释道。

"炮仗？是什么？"司马英俊茫然地瞪大了眼睛。

"炮仗，又叫鞭炮、爆竹，是爆炸时能发出'噼里啪啦'响声的东西。"小茯苓非常赞同。

"这……能行？"司马英俊有点犹豫。

"当然行了，师傅您想，老庄主大寿会收到什么样的礼物？"田小七自信满满。

"无非是丹药或丹料之类的，再就是一些珍贵稀奇的东西。"司马英俊不用多想也能猜出那些礼物的种类。

"那师傅您送一个别人没见过的东西，算不算新奇东西呢？"田小七谆谆善诱。

"没见过的当然算了。"司马英俊下意识回答，随后又皱眉道："虽然东西新奇，但有什么代表意义呢，总得博个彩头吧。"

"这……"众人为难，这礼物虽新奇，但不赋予它一个新的寓意，也就跟普通礼物没差别了。

"这好办！"田小七一拍脑门说："咱们用丹砂把鞭炮染成红色，朱砂红代表的意思可多了，什么吉祥与幸福、权利和地位……"

"对！对！连秦始皇都对朱砂情有独钟，更是用朱砂笔批复大臣的奏折，自此就有了'朱批'之说。"小茯苓也赞同。

"没错，红色寓意红红火火、吉祥如意，鞭炮燃放时的声音也好听，寓意好事连连，爆竹声后，碎红满地，就叫它……"

"满堂红！"

"对，满堂红！"

几个人你一句我一句，立马给鞭炮披上了一层华丽的外衣。

"可是这东西噼里啪啦一阵响，怪吓人的。"司马英俊被炸炉的爆炸声搞得心有余悸，担心会惊吓到老庄主，反而适得其反。

"这鞭炮声跟您那炸炉声相比简直就是'毛毛雨'，没那么吓人。"毛毛一句话打消了司马的顾虑。

随后他仿佛想到了什么，又皱眉道："可那鞭炮怎么做呢？"

"简单！"田小七边说边比画："找些厚的牛皮纸卷成筒，把接口处和底部的缝隙粘好，把炸料填装进去，最后再弄一根引线塞进去就制成了。"

"那造一个出来看看？"司马英俊被这个新奇的想法打动了。

"这东西造起来不难，但我忘了炸药的配比，师傅您就贡献一下吧。"田小七摸着鼻子有点为难。

自古炼丹秘方都不外传，司马英俊更是把每个配方看得比命都值钱，每次配药都要等到鸡不鸣、狗不叫的半夜，不仅如此，为防止别人偷看，还得锁好门、关好窗，所以连田小七也不知道他每次都在捣鼓什么。

"配，配方？"司马英俊吞吞吐吐、欲言又止，显然不想透露出来。

"这炸药无外乎硫、硝、碳三种物质组成的一种极易燃烧的药，但比例我却记不得了。"小茯苓回忆道。

"药王孙思邈在'丹经内伏硫黄法'中曾记载用硫黄、硝石和皂角炼丹。""学霸"田小七不愧学富五车。

"你，你怎么知道？"听到这里，司马英俊脸色大变，一蹦三尺高，脸红脖子粗地指着田小七怒道："你，你偷了我的配方！"

"师傅您配药都选择半夜三更的时候，每次像小偷一样锁好门，我想偷也偷不来啊。"田小七两手一摊，一副无可奈何的表情。

"师傅别生气，炸药的配方对我们来说不是秘密。"小茯苓试图为田小七洗脱清白。

"是的，连我这'学渣'都知道硝石的主要成分是硝酸钾，在特定条件下释放出大量氧气，氧气又加速了硫黄和木炭的燃烧，燃烧会产生大量热量和气体，热量和气体又使丹炉内压力瞬间增加，进而发生爆炸……"毛毛说完感到一阵骄傲，科教片里学到的知识今天算是派上用场了。

司马英俊和流云目瞪口呆，满脸写满了问号："硝酸钾、氧气都是什么呀，听不懂啊听不懂。"

两人沉默了半天，流云先反应过来说："如果小七偷了你的配方，没道理我的徒弟也知道啊。"

司马英俊想想也是，田小七跟他住一个院，但毛毛和小茯苓可是跟流云住在一起的，没道理也偷盗他的配方。

于是他相信了小茯苓的说辞——炸药配方不是秘密，只得不情不愿地说出了炸炉的配方："硫黄二两、硝石二两、马兜铃三钱半。"

"马兜铃和皂角都是一种草药，这两种材料都能代替碳起燃烧作用，与硝石和硫黄组合到一起可不就变成了火药。"小茯苓事后诸葛亮地分析道。

"有了配方就可以做炸药了！"毛毛心系炸药。

说干就干，司马英俊抹了抹脸上的灰尘，和大家一起行动了起来。

在几人共同的努力下，一个简易的炮仗很快就做好了。

田小七小心翼翼地把火折子移到引线旁，引线一碰到火星就点燃了。

因为第一次做，不知道炮仗威力大小，待引线一点着，田小七转身就往回跑，差点把凑上去看热闹的毛毛撞得四脚朝天。

伴随着吱吱的燃烧声，引线越变越短，没过几秒就听"啪啦"一声炸响，炮仗被炸得粉身碎骨。

见识了炮仗的威力，躲在远处的流云和司马英俊捂着耳朵惊叫连连。

两人满脸不可置信地跑了回来，又惊又喜，嘴里连连喊道："好神奇！好震撼！"

"这个炮仗声音不够响，下次可以多加点料。"田小七没空理会两个手舞足蹈的老头，脑子里一直在想着怎么改进剂量。

"老庄主肯定没见过这么新奇的东西！"司马英俊对徒儿捣鼓出来的礼物非常满意，想象着老庄主见到炮仗时的表情。

然而，他心心念念的老庄主却病了。

老庄主生病

老庄主是位面色萎黄、形体消瘦的老人，此刻正躺在床上，盖着厚厚的被子，嘴里嘟嘟囔囔地说着胡话。

床前，一位白胡子老者正闭着眼睛给他把脉，七八名道士围拢在周围。

老者睁开眼睛，翻开老庄主的眼皮看了看，然后恭谨地走到一位年轻人面前，躬身道："唐三少，老庄主面赤气促，脉洪而速……应该是……疟疾！"

最后两个字一出口，众人倒吸一口凉气，疟疾在这个年代相当于绝症。

"怎么会是疟疾？"

"今年雨水多，草木腐烂生瘴，瘴又生邪，老庄主这是疟邪入体了……"

"我瞧着老庄主没有寒战或发热啊！"

"那是因为时候还不到，总之老夫的诊断是万万错不了的。"

"凶险吗？"那位被称为唐三少的年轻人沉声问道。

"现在还好，接下来只怕是有些凶险了。老庄主年纪大了，身子骨没年轻人壮实，一旦发作只怕撑不了几日。"白胡子老者无奈地说道。

唐三少听大家你一句他一言地说些没用的话，只觉得头痛，不耐烦地催促道："都说说，怎么办？"

"《素问·疟论》有云疟气'藏于皮肤之内，肠胃之外，此营气之所舍也'，故应表里兼治。"

"错，应该先辨寒热，因为《景岳全书·疟疾》中记载'治疟当辨寒热，寒胜者即为阴证，热胜者即为阳证'，故应先辨明是阴证还是阳证。"

……

见众人议论纷纷，却始终没有明确的结果，唐三少生气地打断他们说："别说些没用的，快开出药方来。"

这位唐三少虽然年纪不大，但极其威严，众人听到他的话立即停止了议论，全都低下了头，没人再敢出声。

开玩笑，那可是疟疾，治不好是要死人的。先前庄子里有几名壮汉得了此病，众人商量半天才开出一个白虎加桂枝汤，结果虽然侥幸救活了两人，但也死了几人。更何况老庄主年老体衰，一旦身体承受不住，不但病没治好，还可能危及生命，那麻烦可就大了。于是众人都做河蚌状，闭紧了嘴巴。

"养你们有什么用，仙丹炼不出来，治病也治不好，一群废物！"唐三少生气地大声说。

房间里死一般的寂静，只有老庄主此起彼伏的呼吸声传出。

经历勇救童子一事后，流云对小茯苓的态度已大大改观，遗憾的是还没来得及跟她确认是否真能治疟疾。现在赶上老庄主也患了这种病，到底要不要举荐小茯苓呢，他心里犹豫极了。

虽然跟小茯苓和毛毛接触时间不长，但他敢肯定两人不像会撒谎的人。想到这，他还是硬着头皮举荐了小茯苓："唐三少，有两名新来的童子，据说能治冷热病，不妨叫来试试。"

"是吗？"唐三少眉毛一挑，不可置信地盯着流云。

没等他开口，一直闭口做河蚌状的众人开始议论纷纷。

"一个小小童子会治疟疾？这岂不是滑天下之大稽？"

"就是！就是！我们研习医术这么多年都不敢说能治这病。"

"如此说来，咱们岂不是赶不上一个童子了！"

"真是笑话！"

"我倒是想见识一下，一个童子是如何治病的。"

......

流云最讨厌这种人，自己医术不高，还说风凉话，但他懒得计较。

反倒是唐三少看不下去了，冷冷地瞪了众人一眼，斥责道："吵架的时候倒显出你们的能耐来了！"

众人被怼得又一次缩成鸵鸟状，嘴巴像河蚌一样紧紧闭上了。

唐三少重新望向流云说："你说新来的童子能治疟疾？"

流云不卑不亢地回答："那童子确实有点本领，刚到我院里就救活了一个中毒的童子。"然后他把小茯苓勇救中毒童子的经过简单讲述了一遍。

唐三少盯着流云默不语，心里知道流云炼丹和医术水平都较高，但就是脾气太差，不会恭维人，也不会说好听的话，平日里像只闷嘴葫芦，这次敢开口推荐人，说不定真的能行。想到这，他立即吩咐："把人带来看看。"

小茯苓和毛毛此时正蹲在司马英俊院子里的长廊下与田小七聊天，双方迫不及待地分享着彼此的经历。跟小茯苓和毛毛一样，田小七也是稀里糊涂地来到了这个奇怪的世界，但比小茯苓他们幸运的是，他刚穿越过来就被司马英俊挑中留在了身边。

"好在夏夏没穿越过来。"小茯苓庆幸地说。

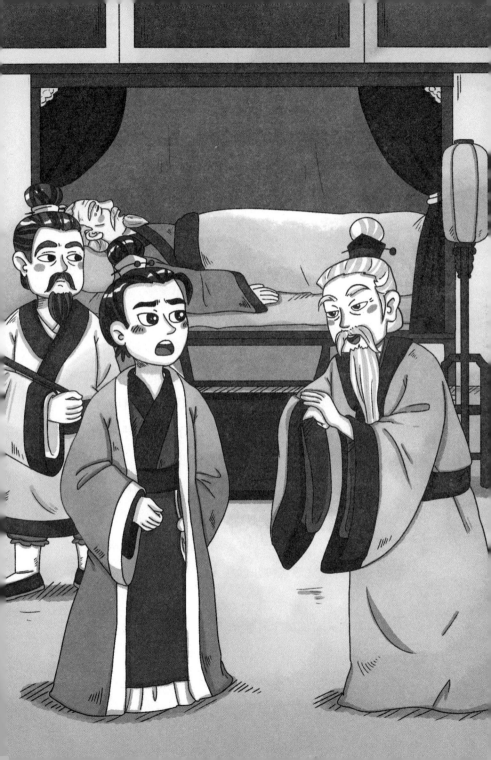

"夏夏！夏夏还被关在笼子里呢。"田小七愧疚地低下了头。

"什么？"小茯苓惊得跳了起来。

"你怎么不救她？"毛毛语气里略带责备。

田小七惭愧地说："我正在想办法。"

"我们一起想办法吧！"小茯苓无奈叹了一口气，这件事怨不得田小七，他只不过是个人微言轻的小童子，能顾及自己就不错了。

想到这，她突然想起来一件事："现在是什么朝代？"

"这是一个我国历史上不曾存在的时代，时间好像在东晋末年左右，这里科技不发达，巫术横行，医学水平相当于东晋葛洪存在的那个朝代。"田小七显然经历了跟他们一样的迷茫和彷徨，估计费了好大劲才搞清楚眼下的时代。

"因为追求长生不老，这里几乎每个人都信奉神仙，他们将万物相类比，认为坚硬的玉石中蕴含着一种永恒的东西，吃了能与天地齐寿、日月同辉，炼丹术就是炼制这种东西的手段，而炼丹师则是提炼这种东西的人。"田小七显然打听了不少东西。

"所以有钱人家都养了好多炼丹师？"联想到院子里的那些炼丹师，小茯苓很快就想明白了事情的原委。

田小七点点头说："很多穷人家的孩子从小就学习炼丹，

长大后进入有钱人家里给他们炼丹，然后获得一点收入养活自己。这个唐家庄园就是一户非常有钱的人家，据说光炼丹师就养了十几个，流云和司马英俊就是其中的佼佼者。"

"吃仙丹成仙，这不是胡说吗？"毛毛可不信这一套。

田小七叹了口气说"可就是有人信。"接着又讲了一个从司马英俊那里听来的故事："有个叫李少君的老头，号称自己受仙人指点学会了炼制长生不老药的方法，还说能把丹砂变成黄金，用黄金装食物吃饭可长寿，只有长寿的人才能见到神仙。"

"后来呢？"毛毛迫不及待地追问。

"长生不老药没炼出来，他自己倒先死了。"

"谎言不攻自破，这不就'打脸'了吗？"小茯苓说道。

"可李少君有位徒弟叫李少翁，为了继续骗人，硬说他师傅功德无量，被神仙接到仙山修仙去了。"

"这些愚昧的人，自欺欺人。"小茯苓一言以概之。

"连饭都吃不饱，还吃仙丹，也不怕'吃死'！"毛毛气愤地说。

"他们可不傻，吃之前先让人试药。"田小七嗤笑了一声。

"你说的是抓来的那些孩子？"毛毛直接炸毛了。

"难怪……"小茯苓若有所思。

"难怪什么？"田小七好奇地问道。

于是小茯苓把在流云那里看到男童被喂丹药险些丧命的事讲了一遍，感慨道："我还以为咱们落到人贩子手里呢，原来是被当成'小白鼠'了。"

"我可不想当'小白鼠'，咱们快逃吧！"毛毛觉得这是个好主意。

哪知田小七头摇得跟拨浪鼓似的，并说"要逃也得先救出林夏夏。"

话音未落，就见"笑面虎"急匆匆地走了进来，对着小茯苓说："走吧，唐三少要见你！"

"为什么要见我？"小茯苓一脸惊惧和茫然。

治病救人

"听说你医术高超？"唐三少打量着小茯苓。

小茯苓得了一个"医术高超"的评语，心虚地摸了摸鼻子，很不好意思。

那唐三少也没指望她真回答，继续追问："听说你会治疟疾？"

小茯苓可不敢打包票，只得说："我虽然不会治，但却知道一种草药非常有效！"

"那草药长什么样子？哪里有卖的？我派人去买。"唐三少一连串问了好几个问题。真是个大少爷，什么事都想用钱解决。

可惜小茯苓这次没能如他愿，回答道："这种草药叫黄花蒿，长在野外，是一种黄绿色、开黄色小花的臭蒿，虽然很普通，但却需要新鲜的，并且味道越浓烈越好！"

"新鲜的？"这也难不住唐三少，他立马安排手下人去打听，还真有个叫马六的大汉认识，说那种草药在他们老家叫臭蒿，因常用来制酒饼又叫作酒饼草，在山间和路边几乎遍地都是。

很快，一大捆黄花蒿就被送来了，并且全是现割的。

"将这些黄花蒿切成小段，用石臼子捣碎，把渣扔掉，只留汁用。"小茯苓吩咐马六。

"捣药取汁？"不仅唐三少，连那些方士也大吃一惊，居然不是熬汤。

"中药除了汤药，还有丸、膏、丹、酒等多种剂型，谁规定草药就必须熬汤啊？"看大家惊讶的样子，小茯苓振振有词。

马六一脸为难，小心翼翼地问道："这臭蒿这么臭，光闻味就让人受不了，你确定要捣汁？"

"必须捣！"小茯苓毫不让步。

唐三少摆摆手，示意按小茯苓的要求去办。

很快两大碗黄花蒿汁就被榨了出来，果真比黄花蒿味道还大。

"这东西能喝？"一名方士捂着口鼻，皱着眉头，一脸嫌弃的表情。

"是啊，唐三少，您还是慎重点为好。"

"这疟疾乃是绝症，千百年来无人能治，小小一味臭蒿就能治好？老夫是不敢相信。"

"对啊，听说这臭蒿能吃死人，这臭蒿汁更臭，谁知道有没有毒。"

"小郎中既然说这药能喝，不妨先喝一口试试。"

众人议论纷纷，更有一人过分地提出让小茯苓以身试药的要求。

小茯苓可不想喝那臭汤汁，生病的又不是她。

可除了流云和司马英俊替她担心，众人都一副看热闹的表情。

她急得跳了起来，并说："我好心救人，你们居然拿我当'小白鼠'！"

更可恶的是，那唐三少仿佛也觉得这个办法不错，居然用眼神示意小茯苓配合一下。

"这些坏人。"小茯苓心里恨得要命，眼见躲不过，只得不情不愿地端起碗来喝了一大口。

"妈呀！"一口汤汁下肚，小茯苓开始龇牙咧嘴、面目扭曲，一副生无可恋的表情。

这表情倒把众人吓了一跳，齐齐惊呼："有毒！有毒！"

小茯苓用袖子抹抹嘴巴，毫不客气地回怼道："有什么毒，少见多怪，良药苦口不知道吗！"

　　一时间屋内气氛十分压抑，众人的目光全都集中在小茯苓身上，有看热闹的，也有焦急等待结果的。

　　一炷香的时间过去了，小茯苓安然无恙！

　　半个时辰过去了，小茯苓仍好好地站在那里！

　　事实证明这药真没毒。

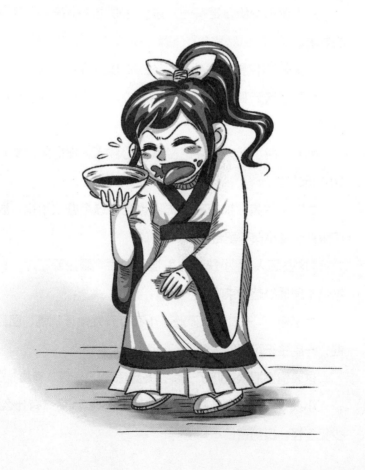

唐三少摸了摸鼻子，却没有半点不好意思的表情，问小茯苓："这药怎么吃？"

"还能怎么吃，我不都演示过了吗？"小茯苓心里生气，自然语气也不好。

"算了，还是救人要紧！"想到这，小茯苓立马吩咐人把另一大碗臭蒿汁给老庄主喝下，等他清醒后再喝一碗。毕竟这汁里的有效成分只有青蒿素，到底有多少含量谁也说不准，多喝点总是保险一些，连阿采都喝了大半碗呢。

青蒿素果然是疟疾的克星，喝了黄花蒿汁的第二天，老庄主的病情好转了。

随后，黄花蒿能治疟疾的消息瞬间传遍整个庄园，如果在今天，铁定能上个"头条"。要知道在那个时代，上至王室宗亲，下至平民百姓，几乎家家都有人或亲朋死于疟疾。因此，当两名壮汉未经允许私自跑出去采黄花蒿被发现时，也只是被唐三少轻轻责罚了一顿，毕竟怕死是人的本性，贪生怕死是人之常情。

为了稳定人心，唐三少安排马六又出去采了不少黄花蒿，捣成汁后分给大家，每人限量一碗，当然是自愿，不愿喝的也不强求。没想到这药太畅销了，消息刚放出去就被一抢而空，有人喝了一碗还不够，非要吵着再喝一碗，说自己身强力壮，一碗不够喝。

唐三少虽然嘴硬说黄花蒿对疟疾没什么作用，但还是吩咐人端来一碗，趁着四下没人自己偷偷尝了一口，结果差点没喷出来。"这是什么滋味，又臭又苦！"他终于明白小茯苓喝药后为什么露出生无可恋的表情了。于是他在心里默念"良药苦口，这又臭又苦的一定是顶级良药"，怀着这样的信念总算捏着鼻子把剩下的都吞了下去。

小茯苓一下成了庄园里的名人，唐三少更是对她寄予厚望，希望她能跟流云配合尽快炼制出仙丹。

小茯苓却对唐三少提了一个要求——灭蚊。

至于为什么提这个要求，还得从他与流云的一场谈话说起。

小茯苓心思缜密，治好老庄主的疟疾后想到了一个问题：疟疾是通过蚊虫叮咬传播的，而庄园里蚊虫很多，按道理不应该只有老庄主和阿采被传染。

带着这个疑问，她问流云："疟疾是通过蚊虫叮咬传播的，可是除了阿采和老庄主，怎么没发现其他人被传染呢？"

流云叹了口气，原来山庄中几乎每年都会有人感染，那些得了病治不好的人都被扔到后山"自生自灭"了！

"好家伙，普通人得了病就扔到后山'自生自灭'，老庄主染了病就如临大敌，这也太差别对待了吧。"毛毛很生气。

"不从源头上控制，反而把生病的人带走以求自保，真是愚昧。"小茯苓也不赞同。

"源头？"流云一脸震惊，"难道这病真是蚊虫传播的？可民间普遍认为，人生病很大程度上是因为感染外邪，而外邪无外乎风、寒、暑、湿、燥、火和疫疬之气等。"

"这个外邪其实也包括蚊虫。"

"可有证据？"

"证据？"小茯苓犯难了，疟原虫是一种非常小的虫子，肉眼根本看不到，并且还生活在血液中，首先没办法分离出来，其次即使分离出来不借助显微镜也很难观察到。

"我现在无法给出证据，但您可以想想，疟疾是不是伴随蚊子出现的？"毛毛换了一种方式试图说服流云。

流云想了想，好像是这么回事，每年到了七八月份就有人得这种病。

"古书有云：有虫极小，居于蚊身而蚊不觉。看来这个蚊身上的虫就是你们说的那个什么虫了。"

毛毛和小茯苓没有读过古书，更不知道哪本书这么厉害。

"你们是怎么知道的呢？"流云抓破脑袋也想不明白两个小孩子怎么会知道这么多。

毛毛抓抓脑袋，不知从哪儿开始说起："说了您可能不信，我们来自一个很遥远的地方，那里的医学比这里发达，疟疾在我们那里已经有了解药。"

"遥远的地方？"流云思考着这几个字，突然想起秦始皇曾让徐福去遥远的地方寻找仙山，灵光一闪，惊呼出声："难道你们俩是从神山而来的？"

看着流云那笃定兴奋的表情，小茯苓就知道这事是解释不清了，对于一个满脑子都是神仙的人，说什么都无异于对牛弹琴。

既然说不通就不说了，但灭蚊这件事必须要做，于是经唐三少同意后，庄园里开展了一场大型灭蚊行动。

听说灭蚊能防止疟疾，庄园里的人比小茯苓还积极。

听说蚊子喜水，庄园里但凡有水洼的地方都被填平了，大一些的池子里撒上了捣碎的灭虫药，房前屋后那些被蛀出来的树洞也被黄泥填平了。

小茯苓和毛毛几人又跑到庄园外采了一些薄荷、罗勒之类的芳香性草药，制成香囊和药膏分发给众人，让大家把香囊挂到衣服上，药膏则涂抹在裸露的四肢上，用来防蚊驱蚊。

自此，庄园里再没人感染疟疾，生活也恢复了平静。

这一天，小茯苓和毛毛正在院里打瞌睡，突然被外边传来的一阵嘈杂声惊醒。

"我去看看！"好奇的毛毛一溜烟跑了出去，刚出门就与一个人撞了个满怀。

他一把拉住那人说："发生了什么事？"

"崔道长院里炼出来了个稀罕东西，大家都去瞧热闹呢。"

　　稀罕东西？这热闹得去瞧瞧，想到这，他转身朝院内喊道："我去瞧新鲜东西了。"话音未落就跑没了人影。

丹炉里的豆腐

等毛毛赶到崔院长院子时，那新奇东西已经被人们里三层外三层地围得水泄不通。

他踮起脚尖却只能看到一堆后脑勺，于是费了九牛二虎之力硬是从人缝里钻了进去，这才发现众人口中的新奇东西原来是一团乳白色膏状物。

"老夫炼了这么多年丹药，赤红色、紫红色、棕黄色的都见过，唯独这白色的还是第一次碰上，不知崔老弟用了什么稀奇丹料？"一位上了年纪的老道拈着山羊胡子问道。

那位叫崔方的老道想了想开口说："不瞒众位，老道偶然间得了一个秘方，要用黄子培植丹苗，于是便选了一些上等黄豆，取那清冽山泉水来磨制豆汁，不巧我那鲁莽的童子不小心打翻了盐卤，然后就炼成了这白白嫩嫩的东西。"

"豆汁加盐卤？"毛毛小脑袋飞速思考，可惜他化学学得不好，真是书到用时方恨少。

人群中的学霸田小七听到豆汁加盐卤后惊呼出声："难道是豆腐？"

"豆腐？"紧追而来的小茯苓瞪大了眼睛说："不对啊，传说豆腐是淮南八公发明的"。

"什么淮南八公？"田小七可没听说过这位历史人物。

"淮南八公是传说中的神仙。据葛洪的《神仙传》记载，有八位须发皆白、老态龙钟的老人登门求见淮南王刘安。守门的官吏拒不通报，八位老人瞬间变成了八名头梳角髻、面若桃花的童子。刘安听后大惊，忙出门迎接并拜八位老人为师学习道术。这八位老人就是传说中的淮南八公。后来刘安聚集了一些道士，根据老人传授的方法炼丹，也是在一次炼丹的过程中偶然把豆浆和盐卤混在一起，结果造出了豆腐。"

"你们俩在嘀嘀咕咕什么呢？什么豆父豆母的？"旁边一人不满意两人的窃窃私语。

毛毛正盯着那白嫩嫩的东西，突然捕捉到"豆腐"二字，眼前一亮，二话不说，拿起丹炉旁的丹匙舀了一勺就往嘴里塞。

"哎，你这是干什么？"

"你，怎么吃下去了？"

众人拦阻不成，被毛毛的举动惊到了，心想："这东西居然能吃，不怕被毒死吗？"

　　毛毛可不管别人怎么想，仔细咀嚼，一脸陶醉地说："果真是豆腐味。"穿越到这个世界后没什么好吃的，嘴巴早馋了，这所谓的豆腐虽然没法跟现代豆腐细腻、清香的味道相比，但还算不错。

　　众人看他不仅没中毒，还一脸回味的表情，争先问道："滋味如何？"

　　"好吃，软嫩爽口，就是盐卤处理得不好，有点苦。"毛毛边品尝滋味边挑毛病。

　　好吃的仙丹？众人听后瞪大了眼睛，那还不抓紧尝一口。

　　于是，一时之间，众人一哄而上，争着抢着都要分一块豆腐。

　　更有人着急，干脆爬上了丹炉，结果被身后的人一推，脸朝下"扑哧"一声扎进了豆腐堆里。

　　待被众人七手八脚拉起时，却见他满脸都沾满了白花花的豆腐，这下好了，豆腐块变成了豆腐渣，谁也别吃了。

　　崔方见自己辛辛苦苦炼成的"宝贝"被糟蹋得不成样，气得火冒三丈，恨不得朝那掉进豆腐堆的人脸上打上两拳。

　　但那人一点也没体会到崔方的怒气，此时正用舌尖舔着嘴唇上的豆腐渣，他那滑稽的模样逗得大家哈哈大笑。

　　崔方却一点也不觉得可笑，他转头看向笑得一脸灿烂的

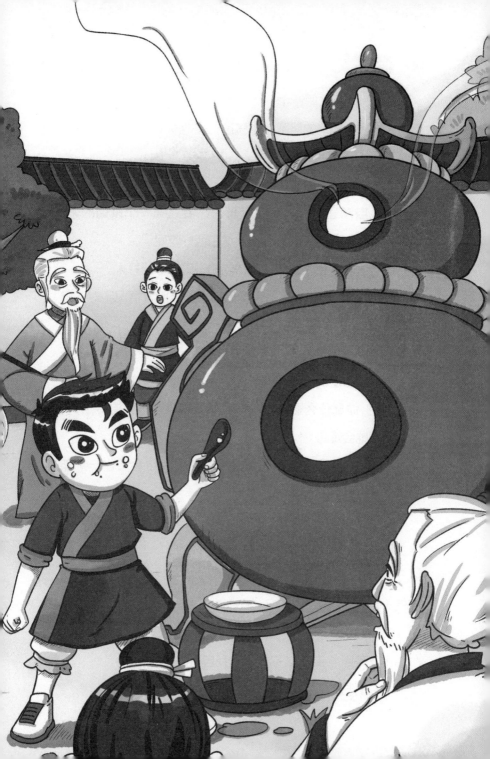

毛毛，一把抓住他的胳膊，生气道："都怪你！"

"怪我？"毛毛一脸委屈。

"谁让你偷吃的！"

毛毛自知理亏，却嘴硬反驳说："我是第一个试药的人，你得感谢我，否则大家怎么知道这东西好吃呢。"

崔老道才不会感谢他，气得吹胡子瞪眼想要打人。

"别动手，别动手！"人群后的小茯苓眼看情况不对，连忙大声制止。

看热闹的众人纷纷自觉地给小茯苓让开一条道，小茯苓走上前对崔老道说："我赔你一炉新的，你放了他吧。"

"赔？你拿什么赔？"老道虽然知道小茯苓会治冷热病，但不相信她会炼丹。

"你只需借我一点黄豆和盐卤，明天我自会赔你一炉新的。"小茯苓信誓旦旦地说。

看小茯苓胸有成竹的模样，崔方开始半信半疑了，只能再次确认说："你真能炼出一炉一模一样的？"

"一模一样不敢保证，但肯定跟这炉一样好吃！"小茯苓底气十足。

"你真能做出来？"田小七怀疑地问小茯苓。

小茯苓点点头说："你放心，我自有办法！"

"能有什么办法？你又不会做？"毛毛一脸怀疑。

"你怎么知道我不会？"两人听了小茯苓的话后对视了一眼，从对方眼中看到了同样的问号：小茯苓什么时候学会做豆腐了？

泥鳅钻豆腐

　　原来去年暑假，小茯苓跟随爸爸下乡义诊时，由于村子里没有宾馆，他们被安排住在一农户家里。那农户家的卢奶奶每天都要做一锅豆腐去卖，卖不完的就给小茯苓做美食吃。小茯苓无论如何也想不到小小的豆腐居然能做出这么多花样，例如葱烧豆腐、家常豆腐、大肠炖豆腐、豆腐炒鸡蛋等，吃得小茯苓做梦都梦到自己变成了豆腐。

　　那么多美食中最让她难忘的是一道叫泥鳅钻豆腐的菜品。卢奶奶的孙子是个调皮的小娃，每天不是上树捉鸟就是下河摸鱼，那天从水塘里捉来了很多泥鳅，于是卢奶奶就地取材，做了道泥鳅钻豆腐。小茯苓现在还记得泥鳅钻进豆腐里的滑稽场景，当时逗得她哈哈大笑。后来从邱爸爸口中知道，这泥鳅钻豆腐不仅是道好吃的菜，还能治疗急性甲型病毒性肝炎。

　　为了答谢卢奶奶的盛情款待，小茯苓主动申请帮忙做豆腐，结果很快就成了"做豆腐小能手"。如果不是爸爸义诊结束要回城，小茯苓说不定早已成了"卢氏豆腐"的接班人。

听完小茯苓的故事，田小七和毛毛仿佛吃了一颗定心丸。

"拿黄豆回来干什么？咦？还有盐卤。"司马英俊奇怪地问拿着东西的小茯苓。

"做好吃的！"小茯苓硬生生把"豆腐"二字改成了好吃的。

"什么好吃的？"听说有好吃的，司马英俊像一只馋猫，两眼冒光。

"总之是您没吃过的。"田小七不知道怎么解释，只能含糊其辞。

看到司马英俊一脸兴奋地凑上来，小茯苓问道："师傅也想吃？"

"不孝徒儿，吃好的东西居然敢忘了师傅！"司马英俊佯装生气的样子。

"不能白吃，得干活。"小茯苓可不怕他。

"干什么活？"司马英俊不情愿地问道。

"磨豆子！"小茯苓本来想安排给毛毛，没想到司马英俊这个现成劳工就凑了上来。

"磨豆子干什么？"

"做好吃的！"

得了，问了也白问，老老实实干活吧。

"用水把豆子泡软，磨成豆浆，煮开后往里加一点盐卤就制成了。"小茯苓把做豆腐的步骤告诉了大家。

"这样就行，太简单了吧？"毛毛一副不相信的表情。

"简单？你可知这盐卤加多了会变成硬豆腐，加少了会变成豆腐脑，再说我以前做豆腐用的是卤水，今天要用盐卤，这个量可不好控制。"小茯苓不觉得这个简单。

豆腐果真不是那么好做的，师徒四人忙活了半天，结果却做出了一锅豆腐脑。

"这就是好吃的？"司马英俊第一次见到这种细嫩、柔软的汁液，正在小心翼翼地拿筷子戳着。

"师傅，这叫豆腐脑，您尝尝。"小茯苓边说边盛了一碗递给司马英俊。

司马英俊半信半疑地接过碗，左看看右瞅瞅那"好吃的"，就是不敢下口。

毛毛早等不及了，一把夺下司马英俊的碗说："师傅，我吃给您看。"边说边"稀里呼噜"把一碗豆腐脑吃了进去。

吃完还意犹未尽地舔舔嘴唇，不尽兴地提出了更高的要求："好吃，要是再有点酱油和醋就更好了！"

这一番操作让司马英俊看得目瞪口呆，这才反应过来，再不吃就吃不着了。于是急忙把剩下的豆腐脑全倒进自己的碗里，像老鹰护小鸡一般护着碗，一路小跑躲进了房间，不仅如此，进屋后还"咣当"一声关上了门，生怕别人跟他抢。

毛毛可怜巴巴地望着干净的锅底，从鼻子里哼出一声不满："哼，师傅可真自私，一点也不给我剩。"

小茯苓和田小七看着这两个贪吃的"活宝"，哭笑不得。

吸取了第一次失败的教训，三人再接再厉，第二次终于做出了一炉豆腐。

"这一锅你不能吃，这是赔给崔师傅的。"小茯苓看着毛毛两眼冒光，知道他心里在想什么，但这次她寸步不让。

"你们果真做成了？"正在这时一道惊喜的声音从门口传了进来，大家抬头一看，原来是崔老道来了。

"咦，你个"长鼻子"的崔老道，不会是闻着味道来的吧。"司马英俊一脸不满。

崔老道没听出他的嘲讽，满脸惊喜地冲向了那锅豆腐说："还真做成了？"

"来，尝尝我做的豆腐！"小茯苓盛了一碗，直接用事实说话。

"叫什么？兜福？"崔老道第一次听到这个新名词，一脸惊奇。

"这是我们俩给它取的新名字。"田小七突然想到豆腐这个词在这个时代属于新生事物，只能胡编一个理由搪塞过去。

　　"兜住福气！嗯，好名字！"司马英俊的思路显然被崔老道带走了。

　　"不是'兜福'，是豆子做得像肉糜一样的东西，腐就是肉糜的意思。"田小七纠正道。

　　崔老道想起那位栽进豆腐里的人脸上沾的豆腐渣，不得不相信地说："碾碎的豆腐确实像肉糜。"

　　"师傅，快尝尝！"小茯苓迫不及待地等崔方检验自己的劳动成果。

　　崔方小心翼翼地尝了一小口，回味了一下，眼睛一亮，立马喜滋滋地把剩下的都吃了。

　　"什么滋味，给我也尝尝！"

　　"别抢，给我留点！"

　　"我还没吃够呢！"

　　眼看司马英俊、崔方和毛毛为了一口豆腐要'大打出手'，小茯苓连忙阻止他们，并说："都别抢了，今晚我要给大家做顿更好吃的。"小茯苓豪气万丈地承诺。

　　"什么好吃的？"

　　"还有比'兜福'更好吃的？"

　　"我想吃好吃的！"

　　几只馋嘴猫可不想放弃好吃的。

　　"泥鳅钻豆腐！"

崔方和司马英俊面面相觑，这是什么菜？听都没听过。

"把泥鳅和豆腐放到锅里一起煮，随着水温加热，泥鳅受不了热就拼命往冷豆腐里钻，最后就变成了泥鳅钻豆腐的样子。"

毛毛活像一只饿了两百天的小老鼠，边咽口水边说："我想吃泥鳅钻豆腐！快做快做。"

"可是到哪里去抓泥鳅呢？"田小七问出了关键问题。

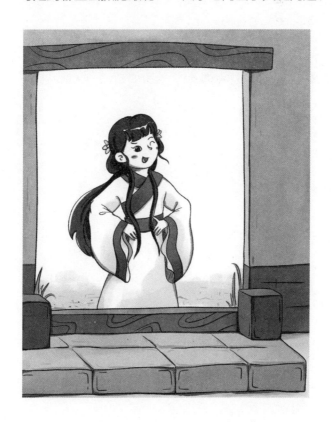

"我刚才碰到了马六，他在后山水塘里抓了很多。"小茯苓没想到得来全不费功夫。

在众人期盼的目光中，一道色、香、味俱全的泥鳅钻豆腐终于出锅了，师徒几人吃得那叫一个酣畅淋漓。

"好啊，你们居然躲在这里偷吃！"

突然，一道清脆的声音传了过来。众人抬头一看，只见一位十七八岁的少女正叉腰站在门口，眼睛目不转睛地盯着他们的碗。

故人重逢

　　林夏夏最近时运不济，稀里糊涂地来到一个奇怪的世界。

　　她也不是没见世面的人，曾经在广阔的星空中翱翔过，也曾在六座危险的斜塔中历险过，还曾在芝麻开门小学里流连忘返，也曾穿越在游戏的世界里捕鱼、捉鸟，但哪个世界也没像这次这么倒霉，一穿越过来就被关进笼子里，她又不是实验室里的"小白鼠"。

　　她无奈地叹了口气，唯一的朋友田小七也离开了。田小七走的时候曾说过会想办法救她出去，可这么久过去了，估计是把她忘了。

　　正在她胡思乱想的时候，突然闻到一股淡淡的香气，她环顾四周发现原来是笼子旁的几株凤仙花开花了。

　　爱美的林夏夏立马打起精神，随手碾碎两朵花并把汁液涂在指甲上，又迎风吹了两口气，一副漂亮的指甲就染成了。

"嗯，不错！"正当她满意地欣赏自己的杰作时，突然发现一个阴影出现在眼前，她一抬起头就见那个带走田小七的富态中年人又来了。

这家伙脸上虽然笑眯眯的，心里却坏透了，大家一见他进来，立马缩起了脖子，大气都不敢出。

真是怕什么来什么，他这次居然盯上了林夏夏。只见他朝身后的大汉使了个眼色，那大汉便从腰间拿出钥匙，打开笼门，伸手抓起她的胳膊。

林夏夏被吓得浑身哆嗦，仿佛连挣扎都忘了，可挣扎有什么用呢，她又不是大汉的对手，最后只能像一只小鸡一样被抓了出去。

"你要带我去哪里？"林夏夏脸色惨白，颤着声音问。

中年人这次心情不错，居然和颜悦色地回答她："一个药童，你说带你去哪里？"

听到药童两个字，林夏夏立马想到了"小白鼠"，难道是让自己去当小白鼠？

就在她以为这次必死无疑时，一个好听的声音传了过来："等等！"

中年人立马满脸堆笑，谄媚地喊了一声七小姐。

林夏夏抬起头，立马呆住了，因为她看到一个长得像"仙女"的人。

这"仙女"长得太好看了，脸白白的，嘴唇红红的。

"仙女"理都没理那中年人，目不转睛地盯着林夏夏的指甲。

看了半天才开口问她："你的指甲怎么是紫红色的？"

"啊？"林夏夏不明白"仙女"为什么对她的指甲感兴趣，只得结结巴巴地解释道："我……我染的……"

"染的？用什么染？""仙女"一副兴致很高的模样。

"一种叫指甲花的花。"

"指甲花？""仙女"摇摇头，一副没听过的表情，然后伸出十只手指问林夏夏："能把我的也染成你那样吗？"

林夏夏疯狂点头，她宁愿天天给"仙女"染指甲，也不愿意去试药。

看到林夏夏的回应，"仙女"仿佛很开心，便说："那跟我走吧。"

"仙女"叫唐笑笑，是唐家七小姐，她唯一的喜好就是搜集各种"化妆品"。

"唐姐姐，你可真漂亮。"脱离了当"小白鼠"的命运，林夏夏非常感激唐笑笑的救命之恩，此时嘴像抹了蜜一样甜。

虽然听多了类似的恭维话，唐笑笑还是很高兴地说："都是妆粉的功劳。"

"妆粉？"林夏夏经常看妈妈化妆，偶尔也偷偷学妈妈的样子擦粉、涂口红，对化妆有一点心得，此时听到化妆品立马来了兴趣。

"就是抹到脸上让脸变白的粉。"唐笑笑耐心解释。

林夏夏猜测那粉应该是类似今天的"素颜霜"，又想到妈妈说过古代女子把大米碾碎了美白，便好奇问道："是大米做的粉吗？"

唐笑笑不屑地扬起下巴，仿佛一只骄傲的公鸡，并说："我才不用那种掉粉的东西呢。"

"掉粉？"林夏夏立马想到了那些掉粉的廉价化妆品。

唐笑笑以为她不懂，更加骄傲地说："米粉妆不好用，脸上出一点汗就变成米糊，我才不用呢。"

"那你用什么粉？"林夏夏也来了兴致。

唐笑笑骄傲地炫耀说："我的粉可是自家炼丹师傅造出来的，哥哥说是用一种珍贵丹料做成的，只有我家庄园有，别人有钱也买不到。"

"丹料？什么丹料？"林夏夏惊得跳了起来，她可知道古代丹料的厉害。

唐笑笑被林夏夏的动作吓了一跳，缓了好久才回答："不知道，哥哥说很珍贵，反正我家有的是钱，我随便用，不过……"她瞥了一眼林夏夏的指甲说："这会儿我更想染出你那样的指甲！"

就这样，林夏夏凭借半吊子的化妆水平，阴差阳错成了唐家小姐的丫鬟。

本来以为从妈妈那里学到的化妆技术够多了，直到见识了唐笑笑的化妆水平她才发现，自己跟唐笑笑比起来简直就是小巫见大巫。

在林夏夏的认知里，古代女子化妆无非就是美白、涂口红和画眉，没想到完全不是那么回事。什么敷妆粉、抹胭脂、画黛眉、点额黄、化面靥、描斜红、点口脂，等等。种类繁多、琳琅满目的化妆项目搞得她眼花缭乱，让一向自诩懂化妆的她再不敢夸口。

"这是我的妆粉，你试试，一点也不脱落。"唐笑笑虽然是唐家大小姐，但非常大方，一点没拿林夏夏当丫鬟。

林夏夏往手背上抹了一点，那粉确实细腻，而且色白如雪，不由地赞叹道："嗯，果真不错。"

"那当然，我用的东西肯定是好的！"唐笑笑无比骄傲，接着又兴致勃勃地展示她的胭脂："这是口脂，这是面脂，红中带点紫，来，试试……"

林夏夏猜想这所谓的口脂和面脂应该类似今天的口红和腮红，真没想到这个时代居然就有这种高级化妆品，真是应了那句古话：爱美之心自古有之。

"嗯，这口脂真好用，涂一丁点就很红！"林夏夏试试这个，用用那个，爱不释手。

"这可是用上好丹砂做出来的。"唐笑笑回答得理所当然。

"丹，丹砂？"林夏夏吃惊地瞪大了眼睛，嘴巴也张得很大，手中的口脂差点掉到地上。

"怎么了？"唐笑笑不明所以，不知道哪句话说错了。

"姐姐，丹砂有……毒。"林夏夏吞吞吐吐，欲言又止。

"胡说，丹砂可是珍贵丹料，怎么会有毒呢？你莫非脑袋坏了！"果真不出所料，听到林夏夏的话，唐笑笑非常生气。

在这个人人信奉仙丹的时代，你偏要说丹药有毒，不被当成怪物才怪。

于是，识时务者为俊杰，林夏夏识趣地闭上嘴，这唐家小姐一句话就能决定她的生死，还是保命要紧。

然而，每当看到唐笑笑像不要钱似地把妆粉和口脂疯狂往脸上抹时，她便担心得不得了。心想："那些所谓的化妆品里含有太多重金属，这天天用可是要出人命的。唉，还是先保住自己的小命吧，反正说什么唐笑笑也不会听。"

林夏夏无比想念她的小伙伴们，要是有伙伴在身边帮自己出主意多好啊。

或许老天爷听到了她的心声，这天中午她居然真的见到了三个好伙伴。

这天，她跟唐笑笑正在院子里瞎逛，突然闻到一股香味。

"什么味？"唐笑笑吸吸鼻子问道。

两人追着那气味来到一个庭院前，唐笑笑探头探脑地往里瞧，看见了司马英俊等几人正围着一口锅吃饭，奇怪的是，几人端着碗只顾闷头狂吃，却没一个人开口说话，难道吃的是琼脂玉露？

想到这，唐笑笑起了戏弄他们的心，她蹑手蹑脚地走进院子，然后又突然跳出来，叉着腰大声喊道："好啊，你们居然躲在这里偷吃！"

果真，听到声音的几人吃惊地抬起头，司马英俊的嘴角还挂着一些饭渣，流云更是被吓得差点把碗扔出去，还有个女童吓得呛了一口饭使劲咳嗽，唐笑笑瞬间被他们的窘样逗得哈哈大笑。

还是司马英俊眼神好用，一眼就认出了唐笑笑。

"原来是七小姐，又来开我们几个老头子的玩笑。"司马

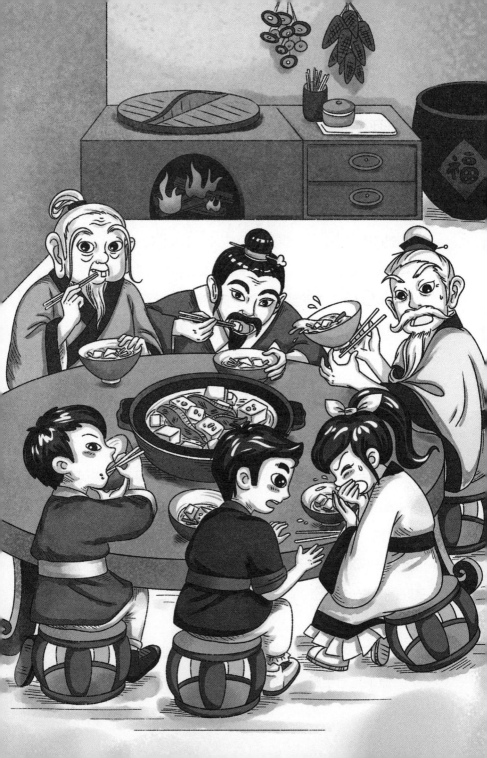

英俊撇撇嘴，一副见怪不怪的模样，淡定地端起碗打算继续吃，看来这姑娘没少捉弄过他。

小茯苓被呛了一口饭，好不容易咳嗽完抬起头，就看到了一个美若天仙的少女正站在自己眼前，她正要开口说点什么，却被少女身后的一张脸给惊住了，居然是她们心心念念的林夏夏……

四个小伙伴做梦也没想到会在这样的场景下相见，又是一场世纪大团圆。

危险的化妆品

这天中午，小茯苓刚帮师傅清理完丹炉，正无精打采地坐在凳子上打哈欠。

突然见毛毛惊慌失措地跑了进来，边跑边喊："出大事了，出大事了！"

"出什么事了？"小茯苓以为毛毛又在小题大做，无动于衷地继续打着呵欠。

"林夏夏被抓了！"毛毛的话像一声惊雷，吓得小茯苓把要打出口的呵欠生生吞了回去。

她连滚带爬地从凳子上跌下来，幸亏被旁边的田小七扶住了，避免了与大地的一场"亲密接触"。

"谁被抓了？"

"林夏夏！"毛毛气急败坏地直跺脚。

"怎么回事？你慢慢说。"田小七还算冷静。

"唐笑笑中毒了。"

"唐笑笑中毒关林夏夏什么事？"小茯苓皱着眉头追问。

"他们说是林夏夏下的毒。"毛毛关心则乱，明明一句话就能解释清楚，偏偏分成好几句说。

"唐笑笑怎么会中毒，她中了什么毒？"田小七眉头紧皱。

"不知道，只听说脸和脖子上一夜间长出很多红疹，他们怀疑是林夏夏下了毒……"

小茯苓非常郁闷地说："长疹子怎么就一定是中毒？就算是中毒也不关夏夏的事啊。"

"现在别说这些没用的了，快去救人吧！"毛毛急得冒火，一副去晚了就救不了人的架势。

"唐笑笑除了长疹子，还有别的症状吗？比如头痛、头晕？"田小七却不紧不慢地问问题。

"这？"毛毛大张着嘴，说不出话来。他又不是大夫，怎么会知道唐笑笑的病症，一听到林夏夏被抓，立马乱了阵脚跑回来报信了。

"师傅回来了，问师傅，问师傅。"看到流云和司马英俊进了门，毛毛仿佛见到救星一般喊起来。

"林夏夏被抓了，师傅快帮忙救人。"小茯苓也乱了阵脚，失了方寸。

"嗯……"师傅显然很为难，唐笑笑生病，唐三少很生气，认定是林夏夏搞的鬼，现在谁也救不了林夏夏，除了唐笑笑恢复如常。

"唐笑笑除了长疹子，还有别的症状吗？"田小七固执地追问唐笑笑的症状。

司马英俊不假思索地回答："身上痒，还头晕。"

"她这几天有没有接触什么奇怪的东西？"听到"身上痒"三个字，小茯苓怀疑是过敏。

流云摇摇头，显然这些问题他早已问诊过了。

"为什么认定是林夏夏下的毒？"小茯苓非常不解。

流云叹了一口气说："唐笑笑刚染了指甲就病了，不怀疑她怀疑谁。"

"染指甲？"

"可林夏夏又不是第一次给唐笑笑染指甲，从来没出过事啊。"小茯苓早已从林夏夏口中得知了染指甲的事。

"听说唐笑笑嫌以前染的指甲掉色，就让林夏夏发明了一种新的染法……"司马英俊补充道。

"新的染法？"三人大惊失色，这倒还真挺符合林夏夏爱美的风格。

"听说是将白矾和捣碎的凤仙花混合在一起涂到指甲上，再用蓖麻叶包起来。"倒不怪司马英俊打听，是唐笑笑自己交代的，他只不过是听了一耳朵而已。

"凤仙花、白矾、蓖麻叶？难道是过敏？"小茯苓仍朝过敏的方向怀疑。

"小七，你那是什么表情？"小茯苓抬头看到田小七一副略有所思的表情。

田小七没回答小茯苓的话，转头问司马英俊："唐笑笑还化妆吗？"

"啊？"司马英俊怀疑自己听错了。

"她还往脸上抹粉吗？还抹口脂吗？"田小七问得更详细了。

虽然不理解田小七为什么这样问，但他还是老老实实地回答："为了盖住脸上的红疹，她抹了厚厚的粉，口脂好像也抹了不少。"

"你问这些干什么？"小茯苓不明白田小七葫芦里卖的什么药。

"上次见唐笑笑，你们就没发现点什么吗？"田小七不答反问。

"发现什么？"实话实说，唐笑笑美得像个瓷娃娃，真要鸡蛋里挑骨头，那就是脸上抹的粉太多了，白得有点过头了。

哪知田小七郑重其事地点点头说："没错，她的脸白得不正常。"

"白不好吗？俗话说'一白遮十丑，一胖毁所有'。"毛毛理直气壮地说。

田小七不理睬他，自顾自地说出了他的怀疑："有个成语叫洗尽铅华……"

没等他说完，小茯苓就脸色煞白地惊呼出声："难道是……"

田小七望着小茯苓一脸不可置信的表情，点了点头。

两人的默契互动倒把毛毛搞晕了，显然他不理解"洗尽铅华"这个成语的意思，便急切追问："你们俩打什么哑谜，到底怎么回事啊？"

于是小茯苓给出了解释："铅华是古代妇女使用的一种妆粉。制造妆粉的原料通常有两种，一种是米，另一种是铅，但铅粉比米粉好用，因为铅粉细腻润白，抹到脸上不容易掉色。"

"你们怀疑唐笑笑脸上抹的是铅粉？这怎么可能？"毛毛怀疑地问。

"没什么不可能的。晋代有个叫崔豹的人写了一本书名为《古今注》，这本书里曾提到有个叫萧史的人炼出了一种飞雪丹的敷面粉，这飞雪丹据说就是最早的铅粉。"田小七看得书多，所以知道的知识也多。

"你们说的这个叫铅的东西有什么不好吗？"司马英俊一

脸忐忑地询问。

"铅是一种重金属，抹到脸上时会被皮肤吸收在体内积累，当积累到一定量时会对血液、神经及肝肾系统造成伤害，导致记忆力下降、头痛、精神障碍及贫血等症。"田小七回答。

"那唐笑笑说的珍贵丹料应该就是铅矿石之类的了。"毛毛语气笃定地说。

"不仅如此，你们没发现她的口唇也很红吗？"田小七继续语出惊人。

"口脂怎么了？红不好吗？"

"在这个炼丹的时代，什么东西是红的？"

"难道是朱砂红？"毛毛和小茯苓对视一眼，不约而同地想到了同一个原因。

"我怀疑那口脂里的红色来自朱砂。书上说古代女子爱美，将朱砂涂到嘴唇上，直到死都不知道是被朱砂里的毒杀死的。"田小七惋惜道。

"等等！"司马英俊越听越不对劲，大惊失色道："你们说唐笑笑中的毒来自妆粉和口脂？"

看到小茯苓和田小七一本正经地点头，司马英俊跌坐在地，铁青着脸喊道："你们俩可不能胡说。"

小茯苓和田小七不明白司马英俊为什么会有这么大反应，

吃惊地瞪大了眼睛，齐齐问道："师傅，您怎么了？"

司马英俊一言不发，反而是流云长叹一口气说："你们有所不知，那妆粉和口脂是司马老弟造出来送给唐三少的。"

流云的话让司马英俊成了众人瞩目的焦点，真是人不可貌相，没想到司马师傅还有这本领。

"如果真如你们说的那样，怎么会有瘙痒呢？"司马英俊不死心地追问。

"瘙痒其实是重金属刺激末梢神经，在皮肤上体现出来的一种形式。至于起的疹子，应该是唐笑笑忍不住抓挠，从而刺激了皮肤。"田小七谨慎地分析道。

"哼！又是重金属，你们总拿这些我不懂的东西唬人！"司马英俊仍半信半疑，愤愤不平。

"好了，别管什么重金属了，快想办法救林夏夏吧。"毛毛可不想争执这些没用的，他只想救出伙伴。

"只要治好了唐笑笑，夏夏就有救了。"小茯苓一针见血地指出了问题的关键所在。

"重金属中毒怎么治？咱们又没有解药。"重金属中毒在现代社会可能有解药，但在这个年代就成了大难题了。

"不用费劲去找解药。唐笑笑现在应该中毒不深，只要停用那些化妆品，多吃水果和蔬菜，应该很快就会恢复。"

田小七话一出口就被司马英俊否决了，他说："唐笑笑嗜

'粉'如命，不让她用化妆品，比杀了她都难。"

"我想到了一个办法，把她的粉和口脂都换了。"小茯苓的话成功吸引了众人的眼光。

毛毛不赞同地摇摇头说："用什么换？去哪儿找现成的替换化妆品？"

"自己做。"小茯苓话一出口，惊得毛毛嘴巴都合不上了："你会做化妆品？"

"这有什么难的，就照着《红楼梦》中平儿擦的茉莉粉做就行。"小茯苓轻描淡写地回答。

毛毛和田小七虽然也读过《红楼梦》，但对女孩子用的粉脂之类不感兴趣，对小茯苓提到的茉莉粉一点印象也没有。

"把紫茉莉的花籽研碎后兑上香料就可以了。"小茯苓还记得文中描述这种茉莉粉摊在脸上均匀干净，而且能润泽肌肤。

"紫茉莉好找，院子里就有好多。"

"那口红呢？"妆粉的问题解决了，毛毛又想到了口红。

"这个简单，用无毒的红色花汁代替朱砂就行。"田小七也想到了好办法。

"这个办法好，唐笑笑喜新厌旧，见了新的东西肯定会丢下旧的。但是为了不引起她的怀疑，这新的粉妆和口唇还得拜托司马师傅去送。"

司马英俊只得答应了下来。

果不其然，唐笑笑对新奇的化妆品充满兴趣，看到唐三少送来的新妆粉和口脂，欣喜不已，立马就把原来的抛到脑后去了。

这边唐笑笑的事刚有点眉目，那边唐家小少爷又出事了。

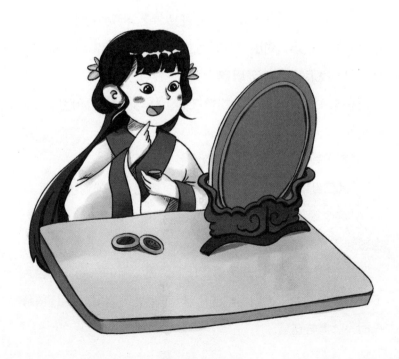

五色石中毒

　　庭院里，几名大汉正在追逐一位披头散发、衣冠不整的年轻人。

　　那年轻人正在狂奔，仿佛失了魂般边跑边脱衣服，公然在众人面前表演起了"脱衣舞"。

　　紧随其后追来的唐三少气得咬牙切齿，吩咐众人："快，快把他给我抓起来，捆起来……丢人现眼。"

　　年轻人很快就被堵在了一处墙角，一名大汉看准时机，猛地从身后把他扑倒在地，另一人则迅速摁住了他。

　　那年轻人看着瘦弱，力气却出奇地大，一把将压在他身上的一名大汉甩开，嘴里还大叫着"别碰我！别碰我！"直到第三名大汉扑上去才勉强制服了他。

　　就在这时，小茯苓看清了他的模样：脸色煞白，眼底青黑，衣衫半掩，骨瘦如竹，衬得身形更为纤长瘦弱，这副模样像是一个病态的美男子。

"男子"抬起头，露出迷茫的眼神，嘴里不断喊叫："你们是妖孽，我要杀了你们！"

众人被这场景吓了一跳，唐三少见状，竟一时没了主意："这是怎么了？为什么会发疯？"

一个年轻小厮跪爬过来，结结巴巴地回答："九少爷一早起来突然大笑不止，先是撕扯衣物，后来又拿剑到处砍人，还砍伤了一人……"

"中邪了？"

"恐怕是服了有毒的东西，乱了心神。"流云作为炼丹之人，一眼就看出了问题所在。

没等唐三少发问，有个小厮机灵地汇报道："九少爷吃了五色丹！"

"五色丹？"这三个字像一道惊雷，把一旁优哉游哉的司马英俊惊得一蹦三尺高，那不是自己炼的丹吗。

他快步上前，把手搭在唐九少的额头上，这一试不要紧，吓得他差点原地跳起来，这唐九少的额头烫得似乎要烧起来了。

他心急如焚，在众人不解的目光中一溜烟跑出了院子。没过一会儿，他又气喘吁吁地跑了回来，手里多了一壶热酒，顶着众人惊诧的目光，摁着唐九少把酒灌了下去。

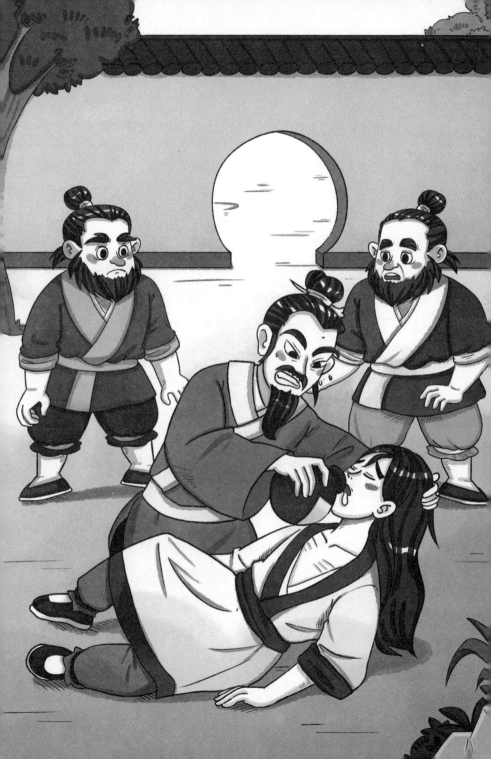

他灌完酒后才急忙吩咐身边的大汉："快！快把他拖出去，让他疯跑，让他出汗！"

两名大汉得了命令，像拖面袋一般把唐九少拖了出去。

"怎么回事？"没等司马英俊缓过气来，就听唐三少冒着冷气的声音在耳边响起。

他只能强打起精神，小心翼翼地回答："这五色丹吃了令人精神焕发、神清气爽。据我所知，小少爷一直在吃，从没出过事。"他的意思是说唐九少又不是第一天吃他的丹药，今天出事可跟他没关系。

"那今天为什么出了异常呢？"唐三少可不管以前怎么样，他只想知道今天是怎么回事。

"早听说五色丹能强身健体、养神醒脑，没想到今天却闹出这样的事，看来这方子也没传说中那么可靠。"没等司马英俊想好说辞，一个脸上有疤的方士首先提出了质疑。

听闻这话，司马英俊不禁皱起眉头。

另一名高挑方士也跳出来说："说不定这五色丹本身就有问题，司马兄不妨把方子拿出来给我们研究研究。"

流云实在听不下去了，因为丹方乃是炼丹之人的命根子，从来都不外传，这个方士这样问显然没安好心。于是他站出来替司马英俊打抱不平："荒谬！丹方是炼丹人的饭碗，逼人交方岂不等同于夺人饭碗！"

"话不能这么说。"那位高挑方士显然没料到流云这么直白，一张老脸憋得通红。

"听说那五色丹虽有大补作用，但服用起来却很是古怪，需吃热酒、穿寒衣、卧寒冰才能发挥药效。"那位脸上有疤的方士仍不死心。

"这五色丹在献给唐九少前必定是经过药童试药的，所以丹方必然不会有问题。司马老弟，你仔细想想，可有其他疏忽的地方？"一个上了年纪的白胡子老者客观公正地主持公道。

司马英俊心里也不解，这五色丹炼成后他曾连续找了好几个药童试药，眼见他们瘦弱的身体一天天变得健壮，这才放心献给了小少爷。

想到这，他无奈地回答："方子自然可靠，药童试过后效果也显著。"

突然他灵光一闪，忙抓住那名伺候唐九少的侍童问道："九少爷今天早晨吃了几粒丹药？"

那侍童战战兢兢地回答："起先服了一粒，后来说不过瘾，又服用了两粒。"

司马英俊一拍大腿，解释道："这就对了，这是药吃多了！"

"吃冷食、卧冰、狂躁"，这几个词始终浮现在小茯苓的脑海中，她后知后觉地想到了一件可怕的事——寒食散。

寒食散又名五石散，据说是张仲景为了给伤寒患者治病而创造的，因其药性燥热，所以服后需吃冷饭来散热而得名。可是到了三国时期，这样一味救命的好药却被一个叫何晏的人给糟蹋了。

何晏是东汉大将军何进的孙子，后来又成了曹操的养子兼女婿。他不仅出身名门，还是个名副其实的"小白脸"。他的脸非常白，白得像搽了粉一般，以至于历史上专门造了一个"傅粉何郎"的成语来形容他。

不仅如此，何晏还很有才华，经常开办文学沙龙之类的活动。因为长得帅，又很有才华，何晏便成了很多人的偶像。何晏有个天下人皆知的喜好，就是吃五石散。他不光自己吃，还在"沙龙活动"上向大家宣传五石散。大家都知道何公子吃了五石散后神清气爽、面色红润，腰不酸、腿不疼，走路有劲，更重要的是脸还特别白（也就是说五石散有美白作用）。于是，五石散的名气越来越大。

然而，这五石散却是一种很奇怪的药，吃了之后不能静卧，需要不停走动以"行散"，否则就会出现精神恍惚的症状。

此外，吃了这药后皮肤还会变得异常敏感，甚至穿新衣服时的摩擦都会让人痛得受不了，所以吃了这药的人喜欢穿宽松的衣服或不穿衣服。但追捧他的人可不管这些，还把这当成了一种潮流，美其名曰引领时代新潮流。

想到这，小茯苓问司马英俊："吃了这五色丹的人是不是不爱穿新衣服？"

"怎么，小郎中也想试试？"

"不过，这么珍贵的东西，可不是你这种身份的人能享受的。"

……

几位方士又开始冷嘲热讽。

小茯苓却心想："珍贵的东西？白送我都不要，这是慢性毒药吧！"

正在这时，被拉出去"遛弯"的唐九少回来了，只见他虽满头大汗、满脸通红，却一副神清气爽、酣畅淋漓的模样，见到众人便大声喊叫："快给我来碗冷饭，我还要吃冰！"

见他这副模样，司马英俊才放下心来，但还是忍不住上前叮嘱："九少爷，这五色丹虽是好东西，但不能贪一时之欢而多吃！"

"知道了，知道了！啰唆！"那小少爷正飘飘然忘乎所以，才不耐烦听司马英俊的唠叨呢。

仙丹有毒

"有毒？"司马英俊仿佛听到了一个天大的笑话，不可思议地盯着小茯苓说："我那五色丹可是经过童子验药的。"

"那丹药里的毒是慢性的，短时间内看不出来，童子验药只见短效不见长效。"田小七一个头两个大，从小茯苓那里知道五色丹就是五石散时也吃了一惊。

历史上关于五石散的配方有很多，比如葛洪的配方为丹砂、雄黄、白矾、曾青、磁石，隋代巢元方则认为"五石"是钟乳石、硫黄、白石英、紫石英、赤石脂。后来历史上流传比较多的是巢元方的配方，但谁知道司马英俊用的是什么。

"我不信！"

"你不信可以把丹药喂给小灰灰们。"小灰灰是司马英俊养的家鼠。

原来田小七穿越到这个世界后，觉得童子试药太残忍了，就劝司马英俊养了一窝小白鼠试药，可这里根本找不到小白鼠，索性抓了一窝家鼠来代替。

"这是个好主意。"司马英俊表示赞同。

过了两天，果然出事了。两只小灰灰发疯了，只见它们狂躁地疯咬鼠笼，两颗门牙咬断了仍不罢休，又用爪子去挠，直到挠得爪子鲜血淋漓。好不容易不咬、不挠了，又缠在一起疯狂打斗，很快笼子里只剩下两摊臭气熏天的血肉。

司马英俊盯着鼠笼，脸色由白变青，又由青变紫。他花

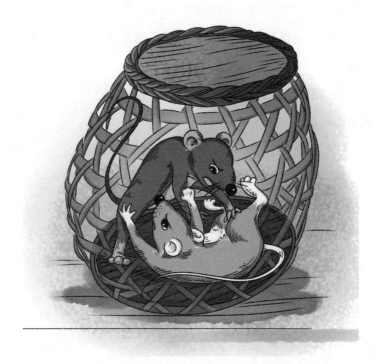

了那么多心血和钱财炼出来的丹药，那些引以为傲的丹药，居然是毒药！

"这是加大了药量出现的急性反应，跟长时间吃的效果一样！"田小七揭开了丹药有毒的事实。

"难道他想害我？"司马英俊铁青着脸，呆若木鸡。

"谁要害你？"流云疑惑地问。

"我说的是送我方子的人。那年我在乡间行医时救活了一位穷困潦倒的老人，他为了报恩就给了我这个方子，说是能强身健体。"

"为了报恩才送的方子，不可能害人啊。"流云也陷入沉思。

"这方子确实有强身健体的作用，只不过……"田小七若有所思的卖了个关子。

"只不过什么？"众人齐齐地看向他。

"只不过是对那些食不果腹的人才有用。"

"为什么？"毛毛好奇地追问。

"那些吃不饱饭的人身体里大多有寒证，而这个方子中的矿物类药物偏温燥，能对抗寒证，也就是老人说的强身健体。"田小七把心里的怀疑说了出来。

"可问题是现在吃这个方子的都是有钱人，他们养尊处优，身体里哪还有寒证，不吃出问题才怪呢！"毛毛有模有样地学会了分析。

"有道理，这也是张仲景最初创造五石散给穷人治病的原因。"小茯苓非常赞同。

"有钱人听说这个方子能强身健体，就天天吃，吃得身体里沉淀了很多重金属，最后造成慢性中毒。而慢性中毒是不太容易被发现的，所以大家自然也就不会怀疑到丹药上了。"田小七补充道。

"所以说吃丹药的人连自己怎么死的都不知道。"毛毛惋惜地感叹道。

眼见司马英俊仍不相信，小茯苓只能用事实说话："历史上有一些很有厉害的皇帝就是因五石散而死的，例如北魏道武帝拓跋珪、北魏献文帝拓跋弘等。"

"没错，更惨的是西汉时期的不少贵族，由于活着时吃了很多丹药，所以死后被埋在地下，两千多年后尸骨被挖出来时重金属含量仍很高。"毛毛一本正经地说。

"五石散真的有毒？"司马英俊对那些皇帝贵族不感兴趣，还是执着于五石散的毒性。

"是真的，曾经有位很厉害的医药学家叫孙思邈，他对五石散深恶痛绝，曾在书中写道：'宁食野葛，不服五石'，意思是宁可吃野草也不吃五石散。"

听到这里，流云一脸担忧地说："看来这丹药是炼不得了。"

司马英俊却表情古怪，欲言又止。

"司马老弟，你这是怎么了，不炼丹咱们还可以去当郎中啊！"流云以为司马英俊担心丢了饭碗，便好言劝慰。

哪知司马英俊像挤牙膏一般从牙缝里挤出了几个字："我也吃了五色丹！"

"什么？你……"流云惊诧得说不出话来。

"炼制这五色丹要用上等丹料，你怎么吃得起？"小茯苓知道炼丹师不是有钱人，很疑惑司马英俊居然能吃得起五色丹。

"我虽然吃不起，但我炼制这丹药，自然有便利……"司马英俊吞吞吐吐，脸红得像块大红布，真是丢死人了。

众人明白了，能吃得起仙丹的都是有钱人，司马英俊既没钱买丹料又眼馋那丹药，所以每次炼制时都会偷偷给自己留几颗。

"你说你啊……"流云无奈地问："你到底吃了多少？"

"这东西金贵，我不敢多留，断断续续总共吃了十几粒……"司马英俊哭丧着脸，懊悔不已，可为时已晚，说什么也没用了。

"好在吃得少，师傅又身强体壮。"田小七一副万幸的表情。

"可是，老庄主和小少爷一直在吃！这两个人哪一个出事我都跑不了。"司马英俊继续愁眉苦脸。

流云点点头说："小少爷年轻还好说，但老庄主年老体衰，再吃下去恐怕真要出事了。我听说老庄主最近身体不好。"

司马英俊愁容满面地说："老庄主最近的精气神越来越差了……前几天还让我多炼制些备着，说一天不吃浑身难受。"

"看来是成瘾了。"毛毛叹气道。

"什么是成瘾？"流云第一次听到这个新鲜词。

"就是对药有了依赖性。"毛毛解释道。

"师傅有所不知，有些丹药不仅是慢性毒药，还能使人上瘾，一天不吃就会焦躁不安！"田小七补充道。

"这可怎么办？"司马英俊心里如一团乱麻。

"看来师傅在唐家是混不下去了，前有这五色丹，后有唐笑笑的妆粉，只怕唐三少知道真相后会吃了你！"毛毛唯恐天下不乱地补充道。

司马英俊捂着腮帮子，一副牙疼的表情说："要不咱们跑吧？"

"跑？"众人面面相觑。

"跑也得找个绝佳的机会……"

"还得把林夏夏救出来。"

侥幸脱险

　　林夏夏最近运气不好，好不容易因指甲花逃脱了"试毒童子"的命运，但后来却又栽在了指甲花上，真是成也萧何，败也萧何。

　　就在她胡思乱想的时候，那位富态的"笑面虎"又来了。

　　"你这次又要带我去哪里？"林夏夏最近经历的"风浪"有点多，心理承受能力也大大提高，面对"笑面虎"居然不怎么害怕了。

　　"笑面虎"心情不错，居然回答了她："带你去见伙伴。"

　　"伙伴？难道是小茯苓？她们想到办法救我了？"怀着疑惑的心情，林夏夏被带到流云的院子里，果真见到了流云、小茯苓、毛毛和田小七。

　　"真想到办法救我了？"林夏夏满怀激动地正要跑过去，突然发现不对劲，几个人表情严肃，居然一点要迎接她的意思都没有。

更奇怪的是，小茯苓看都没看她，反而悄悄塞给"笑面虎"一颗丹药，后者收下后装进了口袋，乐呵呵地离开了。

这是什么情况，没等她反应过来，就听小茯苓对流云说："师傅，准备试药吧。"

"试药？要让我试药？"林夏夏气得眼泪都要流出来了，这几个坏蛋，不仅不想办法救她，还要拿她当药童。

想到这，她愤怒地瞪大了眼睛，如果眼神能杀人，估计她的眼睛早就发射出了好几把刀，并嗖嗖地砍向小茯苓了。

眼看不能逃脱，林夏夏心里越来越着急，就在她以为这次必死无疑的时候，突然一声惊天动地的响声从院外传了过来，只见不远处一片赤红色的火焰席卷着浓烟腾空而起，紧接着就是噼里啪啦的炸响，那阵仗仿佛要把天空捅个窟窿。

流云显然受了很大的惊吓，大喊："着火了！快去救火！"

院中两名大汉得了命令，飞一般地冲出了院子。

林夏夏正呆立在原地不知所措，突然被人拉住了手，耳边响起小茯苓的催促声："快跑！"

来不及多想，她跟着小茯苓跑了出去。

院子外已经乱成了一团，一个身体健壮、张牙舞爪的大汉被五六个人摁倒在地，正满地打滚。另一个大汉则光着膀子，肚皮不断起伏，呼吸也很急促，喉咙中还不断发出呼呼的声响。

还有一人，虽然没有那么疯狂，却步履蹒跚，仿佛喝醉了酒一般，嘴巴不由自主地大张着，时而大喊一声，时而无力转头傻笑，嘴巴里还偶尔喷出一些呕吐物。

居然还有一个女人！只见她面色潮红，呼吸急促，意识不清，嘴里正胡言乱语，给人一种非常狂躁的感觉。

救人的救人，救火的救火，一时间，吼叫声和惊呼声乱成一团。

浑水摸鱼，趁乱走人。小茯苓牵着林夏夏的手越过吵闹的人群，飞快地跑了出去，一路居然没有受到任何阻拦。

跑了好远林夏夏才发现，毛毛、田小七、流云和司马英俊居然也在逃跑的队伍中。

"歇会儿吧，累死我了。"林夏夏觉得心脏都快跳到嗓子眼了。

"不能歇，会被抓回去的。"小茯苓虽然也累得要命，却不敢停歇。

"夏夏，再坚持坚持。"田小七也鼓励她。

话音刚落，身后传来了密集的狗吠声。

"不好，追上来了，快跑！"众人惊慌失措。

突然，跑在最前方的毛毛一个"急刹车"停住了脚步，差点被紧跟其后的田小七撞倒。

众人定睛一看，原来是一条湍急的河流挡住了逃生的路。

好在河的上方有一个吊桥，说是吊桥，不过是两根手腕粗细的树干横跨河两岸，勉勉强强称为"桥"。

这"桥"太危险了，慢慢挪过去还行，这种逃命的速度十有八九会跌进湍流之中。

"站住，都给我站住！"身后传来了凶狠的追逐声。

"上桥！"没有时间犹豫，毛毛率先上了"桥"。

望了望桥下湍急的河流，林夏夏直接瘫软在地，小茯苓连拉带拽地把她拖上了"桥"，并在耳边大声鼓励她："往前看，别往下看！"

司马英俊眼见田小七和流云紧跟林夏夏上了"桥"，刚要松口气，突然发现桥剧烈抖动了起来，原来年久失修的木桥承受不了几人节奏不一的步伐。

他咬咬牙从口袋里掏出几个鞭炮，学着田小七的样子点燃了引线，朝着追来的大汉扔了过去。

"砰！砰！"两声炸响在耳边响起，追上来的大汉被吓得立马四散逃窜。

几个鞭炮为众人赢得了过"桥"的时间，除了司马英俊，众人都已到了对岸。

"师傅，快过来！"毛毛和田小七在对岸疯狂喊叫。

司马英俊很快上了"桥"，然而被鞭炮吓跑的两名大汉反应过来后又追了回来，此时也上了"桥"。

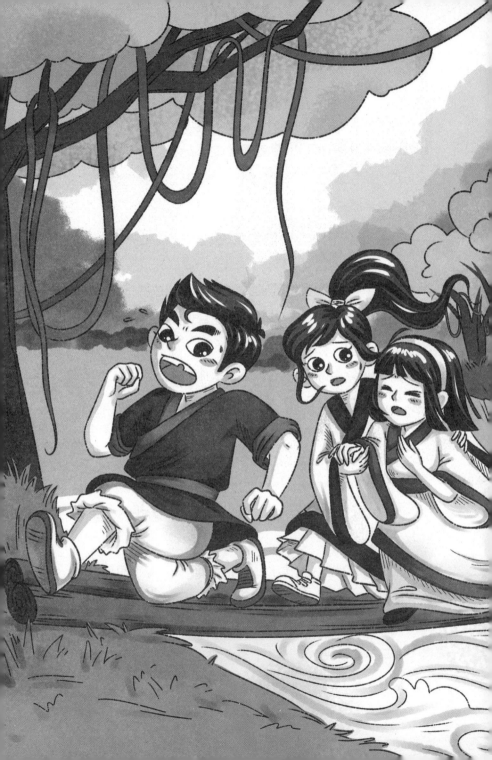

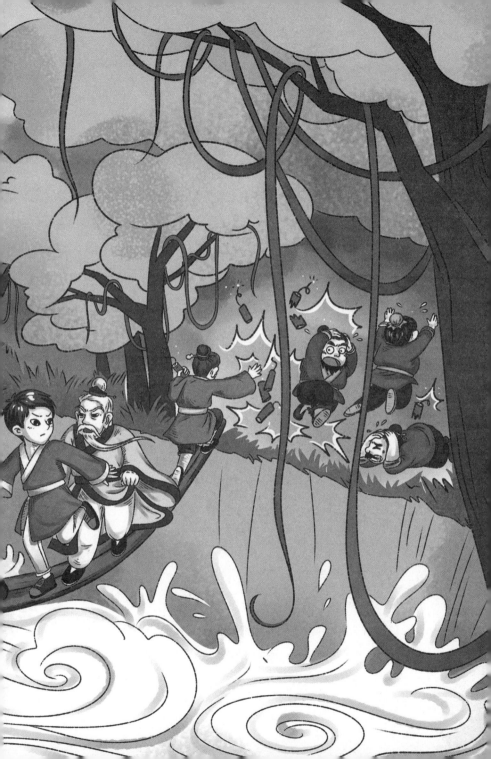

眼看司马英俊就要被抓住，毛毛急得直跺脚，喊道："师傅，快跑！"

突然，"咔嗒"一声，陈旧的木桥再也支撑不住，居然断裂了！

"啊！"大家发出了惊恐的喊叫。

千钧一发之际，司马英俊两手紧紧抓住了眼前垂下的一根藤条，突然的作用力使得藤条朝对岸荡去，他整个身体依附在藤条上，又被荡到了岸边。

反观在吊桥上追逐的两名壮汉，则惨叫着掉入了湍急的河流中，瞬间被冲得无影无踪。

司马英俊死里逃生，抬头发现救命的藤条是从对岸一棵高耸入云的榕树上垂下来的，他深吸了一口气，抓紧藤条，脚下一蹬，借助藤条的作用力，迅速荡到了对岸。

"好惊险！"

"吓死我了！"

"师傅可太厉害了！"

没等众人高兴太久，突然"嗖嗖嗖"，一阵密集的箭雨朝他们射了过来。

"啊……"伴随一声痛苦的惨叫，流云应声倒下。

好在"桥"已被毁，暂时挡住了敌人的追击。

麻沸散与外科手术

"快跑！"司马英俊挥挥手，先指挥孩子们分开躲避，又蹲下身子徒手掰断了流云腿上的箭。

"此地不宜久留，不要管我，快带孩子们逃命吧。"流云忍住剧痛，催促司马英俊。

司马英俊怎么会丢下朋友，便不顾流云反对背起他就跑了起来。

众人很快发现了一个山洞，毛毛和田小七探查没有危险后，才招呼大家进去。

司马英俊小心地把流云放在地上，自己也累得瘫坐了下去。

"师傅，您怎么样？"小茯苓放心不下流云，立马凑了过来。

流云脸色惨白，那支箭几乎贯穿了他的大腿，此时血液正汩汩地往外冒。

"呀，流了好多血！"林夏夏见到血惊呼出声。

司马英俊看到那血流如注的伤口，立马倒吸了一口凉气，并说："必须先止血，血流干了就没命了。"

"止血？"

小伙伴们愣住了，丛林里有三七、白及、大蓟、小蓟这类止血药，但得需要去找。

司马英俊摇摇头，指着洞口一堆灰褐色圆球说："这有现成的！"

"这是蘑菇啊。"林夏夏望望"肩并肩"生长的圆球。

"这叫牛屎菇，又叫马勃，是上好的止血药。"司马英俊边说边去采那些"圆蘑菇"。

田小七和毛毛也连忙去帮忙，哪知"噗"的一声，一个成熟的马勃被毛毛踩破了，一团尘埃状的"烟雾"腾空升起，辛辣的灰色"粉烟"呛得两人喷嚏连天、咳嗽不止，连躲在一边的小茯苓和林夏夏也未能幸免。

"能止血的就是这些灰色粉末，千万别踩破了。"司马英俊叮嘱大家。

"咦？这些白色的没有粉，我采这种。"惨遭马勃粉末的"攻击"，毛毛把目标转向了那些幼嫩的小马勃。

"这些白嫩的虽然没成熟，但嫩如豆腐，味道鲜美，可以采来直接吃。"

一听说能吃，毛毛忙塞进嘴里咬了一口，味道淡淡的，略微有些黏性。

"没滋味，不好吃。"他一边嫌弃地往外吐，一边抱怨。

或许流了太多血，流云陷入昏迷，司马英俊剥开马勃的皮，把里边的粉末小心地撒到流云的伤口上，血很快就止住了。

"把箭拔出来吧。"小茯苓对那枝箭心有余悸。

流云摇摇头，说："还得配个方子。"

"什么方子？"

"麻沸散！"

"麻沸散不是失传了吗？"众人惊呼。

麻沸散是东汉末年医学家华佗发明的，《三国演义》电视剧中曾演过华佗给曹操治病的故事。

曹操患了头风病，三番两次请华佗诊治。华佗推脱了几次后告诉他，想要根治，得先喝下麻沸散，破开脑袋，取出里面的风涎才行。曹操一听，火冒三丈，心想："脑袋被打开还能活吗？这家伙岂不是要谋害于我？"于是便把华佗关进了监狱，最后还残忍地杀了他。而伴随着华佗的死去，他的书几乎被焚烧殆尽，麻沸散也自此失传了。

司马英俊不理睬大家的惊讶，自顾自地从胸前解下逃命也没离身的包裹，不慌不忙地打开。

包裹打开的一瞬间，大家佩服得五体投地，除了一大包干粮外，居然还有一个酒葫芦和一包散剂，这哪里是逃命，简直是搬家！

"这就是麻沸散？"大家兴奋地盯着那包神秘的散剂。

司马英俊不承认也没否认地回答："这是由曼陀罗、生草乌、白芷、当归、川芎、天南星的粉末混合而成的。"

"这就是麻沸散？"毛毛激动得差点跳起来，有了这个配方，岂不是躺着就能成为百万富翁。

司马英俊将一些粉末倒进了酒葫芦中。

正在这时，一声轻微的"嘤咛"声从身后传来，大家转头一看，原来是流云醒了。

待他睁开眼睛，看到众人紧张的表情，悲观地问："我是不是快死了？"

司马英俊又仔细检查了一下他的伤口说："想死可没那么容易，箭杆虽然断了，但箭头还在肉里，我要帮你取出断箭！"

"你会做外科手术？"话一出口，小茯苓就知道自己问得多余了，会配麻沸散的人怎么不会做外科手术呢。

"来，喝下去就感觉不到疼痛了。"司马英俊把酒葫芦递给了流云，然后就开始做手术前的准备工作：止血的马勃、衣衫上撕下的布条……

　　流云把递过来的酒葫芦放到鼻子下闻了闻，皱着眉头一脸嫌弃地说："你知道我最讨厌喝酒了！"

　　"这不是普通的酒，司马英俊师傅在酒里放了麻沸散。"小茯苓安慰道。

　　"麻沸散？你怎么会有这东西？"流云非常吃惊地问道。

　　司马英俊笑而不语并卖关子说："等你醒来后就知道答案了，现在快快睡去。"说完晃了晃手里的小刀，"要不，让这几个小家伙摁住你！"

　　想到剐肉之痛，流云露出了恐怖的表情，皱着眉头喝下好几大口酒。

　　这麻醉药虽然滋味不好，但效果不错，一会儿的工夫，流云就进入了梦乡。

　　望着简陋的手术条件，小茯苓有点担心，她记得外科手术对洁净度要求非常高，这荒山野岭能保证无菌环境吗？

　　但她很快就发现自己想多了，这个时代的医学虽然落后，但司马英俊的消毒意识非常强，只见他把手术刀放在火折子上前前后后灼烧了好几遍，又把酒倒在手上反复搓洗了好几遍。

　　小茯苓忍不住赞道："您居然懂外科消毒术，真厉害！"

　　田小七赞同地点头说："要知道，国外较早的苯酚消毒法可是 1867 年才发明的。"

"苯酚消毒法？"林夏夏第一次听到这个名词。

"19世纪外科手术出现后，患者的死亡率非常高。英国医生李斯特发现其原因多是伤口化脓感染所致，后来他偶然发现用稀苯酚溶液喷洒手术器皿及医生双手，可大大减少患者的感染率，于是便发明了苯酚外科消毒法。"

对于田小七的话，毛毛显然不屑一顾地说："这有什么好的，要说最早的消毒法还得看咱们中国，《三国演义》中关公刮骨疗毒时不就有了烈酒消毒吗？"

在几人说话的时候，司马英俊已经做完了手术，此时正在专心缝合伤口。

小茯苓望着司马英俊手中滑润光亮的缝合线，好奇道："咦，这是什么？"

"当然是缝合线，你傻了不是？"毛毛对小茯苓的智商表示担忧。

小茯苓不理他，又问："这个时代怎么会有缝合线？"

这个问题倒把毛毛问住了，是啊，这个落后的时代怎么会有缝合线呢？

"那是桑皮线。"田小七不愧是学霸，懂的东西多，"在西医进入中国以前，咱们老祖宗用的就是它。"

"桑皮线是用什么做成的？"林夏夏秉承不耻下问的精神追问道。

田小七摇摇头，看来学霸也有不知道的知识。

司马英俊一直在聚精会神地做手术，直到手术结束才听到大家在讨论他的手术线，便回答道："桑皮线是用桑皮纤维制成的一种线，这种细丝会随着伤口的愈合长在肉中，与人肉融为一体，所以不用拆线。"

"师傅，您可真厉害！"小茯苓发出了由衷的赞叹。

"对！司马师傅就是个全科医生。"

"什么是全科医生？"司马英俊不懂就问。

"就是什么都会，既会炼丹，又会开方，还会做手术。"小茯苓掰着手指头数着司马英俊的本领。

"还会制作化妆品！"

"得了吧，别提化妆品了，简直就是我人生的耻辱啊！"司马英俊哭笑不得。

甜美的蜂毒

"你为什么让人抓我去试毒？"林夏夏终于问出了困惑很久的问题。

哪知几个人听了这话居然笑了起来。

"不抓你试毒怎么能救你？"毛毛忍住笑问林夏夏。

林夏夏恍然大悟道："难道那场爆炸也是……"

"没错，那场爆炸是司马英俊师傅设计的，他有那么多炸炉经验，不实践一下太可惜了。"田小七对师傅炸炉的水平相当自信。

"那些张牙舞爪的大汉难道也是……"林夏夏后知后觉，想明白了一切。

"没错，那还得感谢小七，是小七给他们下的毒。"

田小七摸了摸鼻子说："我看到偏院旁边长着一株曼陀罗，怎么也得给他们留点'告别礼'。"

林夏夏恍然大悟，难怪那些中了毒的大汉都疯疯癫癫的，原来是中了曼陀罗之毒啊。

　　"我们的计划是制造混乱，浑水摸鱼，不对，是浑水逃跑。"毛毛自豪地说。

　　"咕噜噜……"正在这时，林夏夏的肚子'唱歌'了，大家这才发现早已饥肠辘辘。

　　"你们在这儿守着，我去找点吃的。"司马英俊作为团队的顶梁柱，脏活累活义不容辞。

　　"我也去。"田小七自告奋勇。

　　两人走后，小茯苓发现流云脸色越来越红，拿手背试了试他的额头，这才发现他浑身热得像个火炉，大声叫道："坏了，师傅发热了！"

　　"我记得手术后的患者最怕发热。"

　　"对，手术后发热可能是感染。"

　　"得吃点清热解毒的药才行"。

　　大自然是一座宝库，三人商量过后，留下林夏夏照顾流云，小茯苓和毛毛出去找药。

　　两人边走边寻找能用的草药，终于在转过一个山头后发现了一片盛开着的黄色花海。

　　"是金银花！"小茯苓高兴地说："金银花有清热解毒、消肿排脓的功效，正好可以给流云师傅用。"

两人正要动手采摘，突然被一阵嗡嗡嗡的声音吸引了，仔细一看，是几只正在采蜜的小蜜蜂。

"有蜜蜂，岂不就有蜂蜜吃。要是能采一些给流云师傅补身体再好不过了。"小茯苓激动得快要跳起来了。

毛毛兴奋地拍拍脑袋，追踪寻宝这种事情他最喜欢干了，"咱们可以追踪蜜蜂。"

两人一拍即合，见几只蜜蜂朝着一个方向飞去，便紧紧跟了上去，很快就在一棵高大的槐树上发现了一个皮球大小的蜂巢。

"这下可有口福了！"想到甜美的蜂蜜，两人口水都快流下来了。

"我爬上去把它捅下来！"爬树是毛毛的强项，他准备大干一场。

"里面还有蜜蜂，小心被蜇得满头是包！"小茯苓望着蜂巢周围飞进飞出的蜜蜂，好心提醒。

这倒是个问题，毛毛犹豫了，蜂蜜虽好吃，但他也不想为了贪嘴被蜇成"猪头脸"。

"要是带火折子来就好了，可以用烟把蜜蜂赶出来。"毛毛后悔没考虑周全。

突然，小茯苓看到地上有一大片艾蒿，开心地说："艾蒿性温、味苦，可以散寒止痛、祛湿止痒，对蚊虫有驱赶作用，但愿对蜜蜂也管用。"

说干就干，两人采了一些艾蒿叶，把它们搓成泥后反复涂抹在脸、脖子和手臂上。

毛毛一不做二不休，干脆脱下外套把脑袋包了起来，只露一双眼睛在外面。武装好自己后，他就开始顺着树干噌噌地往上爬。

小茯苓拿着一根棍子昂首挺胸站在树下，随时等待毛毛发出指令，给他递"武器"。

毛毛顺着树干爬了一段距离后停了下来，回头接过小茯苓递上来的棍子，瞅准时机朝着蜂巢狠狠捅了过去。

随着"咚"的一声响，那蜂巢剧烈震动了一下，但却没有掉下树，看来这蜜蜂的巢筑得相当结实。

然而那震动对于巢穴中的蜜蜂来说不亚于发生了一场地动山摇的地震，在经历了最初的懵圈和惊慌失措后纷纷回过神并拍打着翅膀飞了出来，有几只胆大的甚至围着蜂巢盘旋巡视了几圈，毛毛就这样一览无余地暴露在了它们的眼前。

它们心想从哪儿跑来的臭小子，居然敢毁坏自己辛辛苦苦建立起来的家园，于是便招呼同伴朝着毛毛恶狠狠地飞了过去，企图好好教训他。

听到嗡嗡嗡的声音，毛毛有点慌神，果不其然，裸露在外的胳膊和腿都成了蜜蜂报复的对象。他顾不上喊痛，也不敢退缩，只能选择背水一战——拼了命继续捅那个蜂巢。

在毛毛的不懈努力下，蜂巢终于被捅到地上了，随着一阵嘈杂的"嗡嗡"声响起，蜂巢里剩下的蜜蜂纷纷飞散开来……

眼见任务完成，毛毛连滚带爬溜下树，抱着脑袋朝小茯苓躲藏的方向飞跑过去。

又过了好大一会儿，两人才探头探脑地折返回来。

"啧啧，可惜了。"蜂巢从高处落下摔到地上，淌了一地蜂蜜，小茯苓望着渗入土中的琥珀色蜂蜜，心疼不已。

毛毛二话不说，伸出手指蘸了一些蜂蜜就往嘴里塞，尝了两下后一脸陶醉地赞叹道："嗯，这野蜂蜜真是好东西，还有特殊的花香。"

两人各采了一些金银花，又意外得了一窝蜂蜜，赶回时发现司马英俊和田小七早已回来了。

"毛毛得了个蜂巢，里边还有蜂蜜，给师傅补身体用。"为了这个蜂巢，毛毛被蜇了好几个包，小茯苓自然而然把功劳算到了他头上。

"还采了金银花！"毛毛像献宝似的举着几朵金银花炫耀。

没想到司马英俊看到毛毛手里的金银花，再看看小茯苓手里捧着的蜂巢，瞬间神情大变。

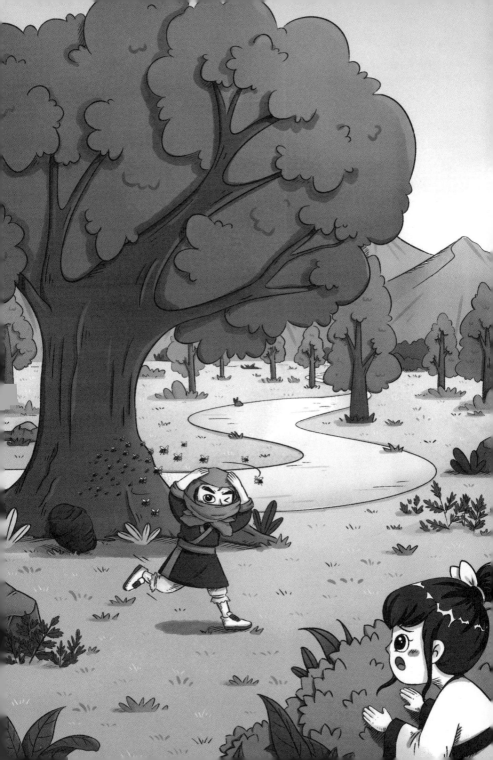

"师傅，您怎么了？"两人疑惑不解。

"幸亏我赶回来得早，否则流云就被你们害死了！"司马英俊的一句话把大家说愣了。

"师傅，您怎么这么说，我们明明是好心救师傅。"小茯苓惊诧不已。

司马英俊摇摇头，一脸叹息道："这哪是什么金银花，这是钩吻。"

"钩吻？"小伙伴们惊讶不已，再看那花，虽然也是淡黄色小花，但好像与金银花确实有点不一样，具体哪里不一样，又说不出来。

"钩吻是什么，师傅为什么这么怕它？"田小七最先反应过来。

司马英俊叹了口气说："你们不知道这东西的厉害，钩吻就是传说中的断肠草。"

"断肠草不是乌头吗？"林夏夏疑惑不解。

"断肠草其实不是一种植物，而是很多种植物的统称，那些吃后能引起强烈恶心、呕吐的植物统称断肠草。很多人都知道乌头、雷公藤、狼毒，但很少有人知道这钩吻。"司马英俊耐心地回答。

"这断肠草比乌头还厉害吗？"毛毛问道。

司马英俊点点头说："我给你们讲个故事，你们就知道它有多厉害了。"

"那年我才十二岁，跟着村里人去采人参，我们深入密林深处，历经千难万险终于采到了一株五十年的老山参，却没想到在返回的路上迷了路，靠采野果、喝山水好不容易走出森林，眼看再翻过一个山头就到家了，却没想到在家门口出了事……"

讲到这里，司马英俊的语速缓慢下来，语气也沉重起来，"我在一棵倒下的树洞里偶然发现了一窝野生蜂蜜。要知道当时的我们快饿疯了，这芬芳甜美的蜂蜜简直就是人间美味，大家立马来了精神，一哄而上把那蜂蜜抢光了，我由于年龄小，抢到得最少，吃得也最少。"

"后来呢？"毛毛迫不及待地想知道结果。

"后来回想起那蜂蜜滋味不对，因为吃起来有点苦、有点麻，但当时饿极了的我们哪还顾得上这些。"

"再后来呢？"毛毛显然不是想听对不对劲，他想知道吃了蜂蜜的结果。

司马英俊仿佛不愿提起那段惨痛的经历，捂着额头沉声说："很快就有人喊肚子痛，抱着肚子满地打滚，然后口吐白沫死去了。"

"啊？"听到这里，孩子们都吓傻了。

"我因为吃得少，又加上年轻，只感到头晕眼花、浑身无力，勉勉强强走回了家里。"

"可书上说，野生蜂蜜是一种稀少又珍贵的天然药材级食品，不仅有补中润燥的作用，还能止痛解毒、延年益寿，怎么会毒死人呢？"小茯苓疑惑不解。

"我当时也百思不得其解，所以等身体康复后就又返回去查找原因。那蜂巢被掏空了，自然也没有蜜蜂了，我左看右看也没发现异常，直到闻到一股浓郁的香气……"

"香气？"这次耐不住性子的反而是林夏夏。

"我顺着香气的来源寻找，翻过一个高坡，发现了满坡的黄花……"

"那一定是钩吻花了吧！"小茯苓笃定地说。

司马英俊点点头说："没错，那开黄花的便是钩吻。钩吻这种植物外表纤细柔弱，开出的花却有浓郁的花香。"

"可是，你怎么知道它有毒呢？"毛毛疑惑不解。

"当我吸入了太多花香感到头晕时，就对它产生了怀疑。"

"难道你们吃的蜂蜜是钩吻蜜？"毛毛惊恐地问道。

司马英俊深吸了一口气才开口："我在花海中看到了无数只蜜蜂，还在地上发现了一些死蜂，那些死蜂身子蜷缩成一团、肚子鼓鼓，显然是吃得太饱被毒死了。"

听到这里，小茯苓和毛毛对视一眼，惊得魂飞魄散。

"完了，我俩刚才吃了钩吻蜜。"毛毛哭丧着脸，带着哭腔说道。

几人面面相觑，简直不敢相信居然会有这么巧的事。

"快吐出来！"司马英俊催促道。

吃到肚子里的东西哪是那么好吐的，小茯苓和毛毛你看看我，我看看你，都无计可施。

好在田小七急中生智，连忙脱下了自己的一只球鞋，径直朝毛毛鼻子上扣去。

毛毛全无防备，闻到了田小七的臭鞋味，一把推开他，"哇"的一声吐了出来，然后又接连几声"哇哇"乱吐。

小茯苓看到他吐的那些东西，一阵恶心，也跟着"哇哇"吐了个痛快。

两人吐得都快虚脱了，这才扶着快要断了的腰，慢慢直起身子。

林夏夏捂着鼻子跳起来，嫌弃地冲毛毛说："离我远点，臭死了。"

毛毛哭丧着脸说："这能怨我吗？田小七的鞋臭得跟臭豆腐似的，突然扣上来……"

田小七红着脸，不好意思地辩解道："真是狗咬吕洞宾，不识好人心，我救了你还落了埋怨。"

"都怪这该死的钩吻花，可把我给害苦了。"毛毛生气地要把口袋里的花都扔到地上，哪知却被司马英俊阻止了。

"这是毒药，我要把它扔了。"毛毛余怒未消。

司马英俊却说："毒不一定只会害人，用得恰当也能救人。这钩吻毒性太大，不能内服，但可以外用，对于疖、癣等传染性皮肤病有很好的作用。"

毛毛吐吐舌头，小声嘟囔了一句："真是个药痴！"

救命的丹药

拖着一个病号，走了两天一夜，大家早已饥肠辘辘。虽然山里能找到一些野果，可有了上次吃蜂蜜险些丧命的经历后，司马英俊小心谨慎了许多。

"累死我了，休息会儿吧！"毛毛一屁股坐到了地上。

"我也走不动了！"林夏夏扶着腰，直接倚到一棵树上，大口喘气。

"好吧，我们休息会儿！"司马英俊小心翼翼地把背后的流云放倒在地，纵使他身强体壮，但背着一个成年人走了这么久，早已筋疲力尽。

再看流云，两天来几乎没吃下任何东西，一张脸快成了菜色，显然状态非常不好。

司马英俊一直惦记着流云的伤口，但每次都被他轻描淡写地敷衍过去，这次可不再听他的，直接不顾流云的反对，坚持要解开包扎看一看。

"呀!"随着林夏夏的一声惊叫,凑过来的众人都被吓了一跳。由于没得到及时护理,伤口周围的肉出现坏死,引发炎性脓肿,甚至出现轻度溃烂。

真是难为流云了,为了不让大家担心,硬生生忍了下来。

"师傅,怎么办?"小茯苓几人担心地看向司马英俊。

"尽快把这些烂肉刮去,否则好肉也会变成坏肉。"司马英俊一脸沉重。

"刮肉!"众人震惊不已。流云师傅又不是关公,哪能经受得起刮肉之痛。

"毛毛,你不是有白降丹吗?"田小七突然问了毛毛一个奇怪的问题。

"你怎么知道我有白降丹。"毛毛心虚地目光闪躲,岂不知这句回答已经出卖了他。

"我看到你从瓷瓶里倒出来过!"原来毛毛炼制白降丹的愿望落空后,偷偷从"眼镜哥哥"的瓷瓶里倒出来了一些,而这不光彩的一幕又恰恰被田小七看到了。

"好啊,毛毛,你是个小偷!"林夏夏对毛毛的行为非常不齿。

"什么小偷!我只是取一点留作纪念而已。"毛毛理直气壮地为自己辩解。

"快拿出来吧！"田小七对毛毛穷追不舍。

"白降丹有剧毒，你要白降丹干什么？"小茯苓疑惑地问道。

"你忘了小玉姐姐说过白降丹是一种腐蚀剂。"

"你想用它腐蚀流云师傅伤口的烂肉？"毛毛脑子转得很快，瞬间便反应了过来。

"可是白降丹毒性很大，咱们掌握不好用量。"小茯苓提出了异议。

"'眼镜哥哥'说丹药的用量特别小，而白降丹又能溶于水，可以制成千分之二浓度的降丹药水。"田小七固执地坚持。

"这……"小茯苓为难了，虽然她也知道白降丹能治病，但真正用到流云师傅身上，她还是犹豫了。

"你们叽里咕噜说什么呢？我怎么一句也听不懂。"司马英俊皱着眉头问众人。

"师傅，不管您信不信，我们来自一个遥远的地方，那里的医学比这个时代要发达……"小茯苓不知道怎么解释，只能实话实说。

司马英俊难以置信地瞪大了眼睛，随即仿佛想到了什么："难道你们来自仙山？"

小茯苓哭笑不得，炼丹人的思维都一样吗，上次流云师

傅听他们说来自遥远的地方后，也认为他们来自仙山，可世上
哪有什么仙山啊。

"咳咳……差不多吧。师傅只需要相信我们就行了。"田
小七避重就轻地把这个话题遮掩了过去。

"相信你们什么？"

"这个药能救流云师傅。"毛毛把藏在口袋里的白降丹拿
了出来。

"这是？"

"这是一种丹药，有化腐生肌的作用。"

"这么神奇！怎么用？"作为一个炼丹师，听到好用的丹
药自然会心动，但司马英俊对几个孩子的话半信半疑。

"用水溶解后洗伤口。"

"你们用这药给别人治过病吗？"

小茯苓和伙伴们摇摇头，实话实说："只是听说过，没给
人用过。"

"没给人用过就敢给你们师傅用？"司马英俊认为他们这
是在胡闹。

"我同意，用吧，不要有顾虑！"一个弱弱的声音传了出
来，没想到是流云。

"流云兄，这药不可靠，你……"司马英俊正要说什么，
却被流云打断了："咱们就相信孩子们一次吧，即使真没治好，

我也没有怨言。"

"还愣着干什么，你们师傅都同意了，还不快去！"司马英俊怀着矛盾的心情催促他们。

三天后，流云伤口上的腐肉已被腐蚀得千疮百孔，腐肉之下居然有新肉长了出来，看来徒儿们的神药真有化腐生肌的作用。

司马英俊不得不相信小茯苓几人的话，旧话重提："你们真的来自仙山？那丹药也是神仙给的？"

"这……"小茯苓为难地挠挠脑袋，言不由衷地回答："嗯，是个很遥远的地方，说不定什么时候神仙就又把我们给召唤回去了。"

下一个故事

"小茯苓，实验结束了，快睁开眼睛吧！"突然，小玉姐姐的声音在耳边响起。

她小心翼翼地睁开眼睛，立刻被吓了一跳，自己正好端端地坐在实验室的凳子上。

"这是怎么回事？"她一个激灵跳了起来，不相信地使劲跺跺脚，是真实的实验室，确定不是梦。再看三位小伙伴也正满脸惊诧与茫然的表情，便说："我刚才穿越到了一个世界……"看到自己怪异的表情吸引了大家的目光，小茯苓试图解释。

大家一脸看笑话的神情，根本不相信她的话。"你刚才是不是睡着了，看来这梦还没醒啊！"

"不是梦，真的是另一个世界……我们还碰到了炼丹的师傅……"毛毛急切地想解释。

哪知他的话竟引来大家的哄笑:"毛毛同学,你也做梦了?"

"不是做梦,是真的!我们还用丹药救了人。"林夏夏也着急解释。

小玉一脸诧异的表情并说:"你们都一直好端端待在这里,哪里也没去过啊。"

"啊?"这下小茯苓可真傻了眼,难道流云和司马英俊师傅都是假的,可是唐家庄园、唐笑笑,流云师傅的伤,这一切都太真实了,怎么可能是假的。

他把疑惑的目光投向了田小七,田小七正皱着眉头,也一副百思不得其解的表情。

"你们说,这到底是怎么回事?"回家的路上,毛毛终于憋不住了。

"管它怎么一回事,反正我生命中又多了一次奇妙的经历,只是没来得及跟流云和司马英俊师傅好好告别,好在师傅的伤已无大碍了。"林夏夏惋惜地说道。

"师傅们肯定以为神仙把咱们召回仙山了。"小茯苓幽默地回答。

"奇妙的经历?差点被人当成'小白鼠'毒死!"毛毛还在对试毒的事耿耿于怀。

"谁又不是'小白鼠'呢?"一直沉默不语的田小七突然

语出惊人。

"什么意思？"林夏夏不明所以。

田小七叹了一口气才开口："从最初的吃仙丹追求长生不老，到丹药有毒，再到丹药为我们所用。我们对仙丹的逐渐了解、认识不都是建立在无数'小白鼠'试药的基础上吗。"

小茯苓认同地点点头说："唐笑笑的化妆品，司马英俊师傅说的毒蜂蜜，用白降丹给流云师傅疗伤，这些事实上都算'小白鼠'试药，也正是有了这无数次试药，才使我们对中医药有了更深的了解和认识，只不过这些'小白鼠'是人而已。"

"难怪人们都说中医药是劳动人民在同疾病做斗争过程中的积累和经验总结。有了华夏五千年泱泱大中华劳动人民的以身试药，才有了中医药的伟大成就。"林夏夏恍然大悟。

"我可不想再听'小白鼠'这个词了！我只想知道下一个奇妙的故事会是什么呢？"毛毛仰望着蓝天，思绪飞出了好远。

是啊，下一个奇妙的故事会是什么呢？朋友们，我们一起期待吧！

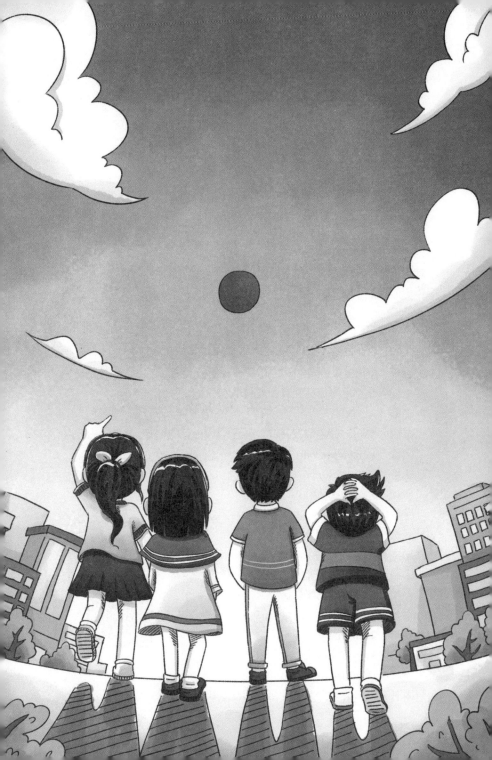

图书在版编目（CIP）数据

试毒童子 / 刘红燕著 . — 北京：中国医药科技出版社，2024.7
（中医药世界探险故事）
ISBN 978-7-5214-4563-3

Ⅰ . ① 试 …　Ⅱ . ① 刘 …　Ⅲ . ① 中国医药学—少儿读物
Ⅳ . ① R2-49

中国国家版本馆 CIP 数据核字（2024）第 071369 号

美术编辑　陈君杞
版式设计　古今方圆

出版　**中国健康传媒集团** | 中国医药科技出版社
地址　北京市海淀区文慧园北路甲 22 号
邮编　100082
电话　发行：010-62227427　邮购：010-62236938
网址　www.cmstp.com
规格　880 × 1230 mm ¹/₃₂
印张　5 ¹/₂
字数　99 千字
版次　2024 年 7 月第 1 版
印次　2024 年 7 月第 1 次印刷
印刷　河北环京美印刷有限公司
经销　全国各地新华书店
书号　ISBN 978-7-5214-4563-3
定价　25.00 元

获取新书信息、投稿、为图书纠错，请扫码联系我们。